本気！ 改訂版

ダイエットも人生も、
この考え方で成功できる

藤井浩子

海鳥社

新しい自分を見つける旅へ

考え方で人生すべてが変わる!

人生を変えた出会い

人生の中には、必ず出会う「師」という存在がいる。私はある恩師との出会いで、その後の人生を大きく変化させた。出会った時点では、まさかその出会いが将来の「大きなチャンス」になるとは、気づきもしなかった。なぜならその人は、近所の顔見知り程度のどこにでもいるような雰囲気の「おじさん」だったからである。

そのころの私は普通の主婦だったが、今後の人生を「このままでは終わりたくない。目的を持って生きて行きたい」と、ひそかに思っていた。しかし、世の中はそう甘くはない。思い通りにならないことをいかに早く納得してしまうか、それとも思い切って自分を変え、納得のいく人生を手に入れるか……その選択のしかたは情報の出会い方によっても変わる。ただ、自分が本物の情報を持つ人との出会いに気づくかどうかだ。

世の中に出会いは無限にあるが、人生の分岐点での大きな変化を生む大切な出会いはその中にまぎれていて、誰でも一生のうち何度か、そのチャンスとめぐり合う。人生を変えることのできる「出会い」の中から生まれるチャンス。成功といえる自分の人生を手に入れるため、もしくは自分の人生の「質」を向上させるためには、自分の考え方のレベルを高める必要がある。ある意味、すでに成功の考え方を持ち実際に成功している人か、成功しようとしている向上心のあるプラス思考の人の輪に、早く自分が飛び込むことが一番「質」のよい人生を手にいれる近道になるということだ。

もちろん、出会うための「運」もいる。「運」は偶然に与えられるものではなく、そういう出会いを望むことで、自分のアンテナがキャッチできるようになる。自分にとって大切な出会いの相手は年下の人かもしれないし、身内かもしれない。あるいはふだんから信頼している人かもしれないし、そうでないただの近所の「おじさん」かもしれない。誰が持ってきた情報かよりもどんな情報なのか、固定観念を取り除いて聞いてから判断してもけっして遅くはない。

その、ただの近所の「おじさん」は、私にこう言った。

「口は一つで、耳は二つ」

この時代に賢く生きていく方法は、人の話をよく聞く「聞き上手」になることだと言う。それによって、たくさんの自分を変える情報が入ってくる……と。

自分の人生はたった一度きりである。変化を起こす行動は、けっして楽な選択ではない。

勇気もいるし目的もいる。ましてや、自分の周りには変化して欲しくないと思ってマイナスの助言をしてくれる人たちもでてくる。しかし何もやらない自分を選択するより、失敗を恐れず自分の人生の向上のために、変化を起こしてみる勇気を持ち続けたいと私は思う。

体型も生活習慣も生活基準まですべて、じつは今まで自分が望んだことで起こったということが言える。今の自分は、良くも悪くも自分自身が判断して選択してきた結果なのである。美味しい食事を目の前にして、「もういい、どうせ痩せられないのだから」と思って食べてしまう。食べてしまう選択をしたのは、自分である。もういいと思ったのも自分である。それは、どこかに、「こうなる」という確信がなく、「自分は痩せられるわけがない」と思っているのである。

なぜ、そんな思考が生まれるのか。

それは、ダイエットに限らず人生のあらゆることは、本当の情報を知らないことで、今までの情報の量と質を土台にした自分の判断で選択した「結果」だからである。当然、あやふやな情報の質やわずかな情報量に頼った選択だけでは、体は「痩せさせてくれない」し、「自分を変えることのできる情報は入らない」のは当たり前である。

タネを明かしてしまえば、じつは痩せる原理を知ることで「ダイエットなんて、本当に簡単！」なのである。原理を知ると確信が深まり、「絶対にやり遂げられる」という勇気が持てるから成功できるのだ。同様に、病気になる原理も知ってしまえば同じことであり、避けられることが多いと私は学んだのである。

出合い――。

たった一度の人生に皆さんは本書との出会いで「楽しく生きていくための情報」となり、ご家族や大切な人の「ストレス」を一つでも多く解決いただけたら……と願う。

人生の中で誰と出会うか――。私にとってはただの近所の「おじさん」に過ぎなかった岡田健作氏に、今は心から出会えたことに感謝している。

私が得た情報、そしてその真実を今度は皆さんにぜひ、お贈りできたらと思う。

藤井浩子

目次

第4章「藤井式」ダイエットの秘密……………………

カバーデザイン＝藤井浩子＋（株）テイスト

第1章

こころの叫び

私が決心した理由《わけ》

「お母さん、授業参観、忙しかったら来なくてもいいよ」

ある日、娘からそんな優しい言葉をかけられた。

小さいときは、どこに行くにも私を一生懸命追いかけてきて、手をつないで出かけるのが娘の一番の楽しみだった。私の夢は、娘が大きくなっても親友のようになんでも相談し合える関係でいてくれることであった。

娘の楽しみはもう一つ、私が授業参観に参加することだった。参観の間、何度も後ろに立って見ている私を振り返っては、にっこり微笑んでくれていた。周りの人たちから、「うり親子ね」と言われるぐらい似ていることも、娘にとっては本当にうれしそうでもあったし、私もうれしく思っていたのである。

しかし、だんだん成長するわが子が周りの目を気にしだし、私と歩くことすら恥ずかしいと思っていることは、嫌というほどわかってきていた。

なぜなら、自分の体型を気にし始めた娘自身も大きかったのである。娘のあだ名は、

「Big Pink Pig（ビッグ・ピンク・ピッグ＝大きいピンク豚）」だった。

一生で7トン⁉

あるときから、私の体に変化が起こった。話をしていると急に息苦しくなったり、寝ていると酸素が不足しているような気がして不安になるなど……。当たり前である。おなかが出すぎて心臓が圧迫されていたのだろう。

もうこれが私の太る限界なのかもしれない……。

思えば今まで、たくさん食べてきた。「人は一生で食べる量が決まっている」などと言う人がいた。その人の説によると、人間というものは一生、健康で生きたら、合計７トンの食糧を食べることになるという。

「一生で７トン。じゃあ私は……？」

私はどれだけ食べてしまったのだろうか。少しずつ食べていたら長生きできるということかもしれない。

そう、私はそのとき決心した。いずれ７トンに近づき、寿命はあるのに食べられない状態になるかもしれない。現代医学での治療技術が進む中、延命治療されるなんてとんでもない。「その費用と介護で、可愛いわが子に負担をかけたくない」という思いだった。

それと同時に、人目のないところではいっしょに楽しそうに話しながら私と歩く娘が、いつの頃からか人通りの多いところでは遅れたふりをして後ろを歩くことに私は気づいていた。それはやはり当然のことで、思春期である娘がいっしょに歩きたくなくなるぐらいの私の「雄姿《ゆうし》」だったからである。

そのときの私は、身長156センチ、体重は80・8キロ……。なんとすでに80キロを超えていたのだ。

1カ月で15キロ減！

以前の私の姿を知っている人は、今の私を見てもほとんどわからない。ちょっと食べ過ぎたかなと思っても、このダイエット法を知っていれば、2〜3日でもとに戻せてしまう。今はダイエットをやっていないのに、リバウンドの心配がない。これが本当のダイエットなのだ。

それも凄《すご》く「やって良かった」と思うが、ダイエットを始めてから、いまだに「努力してたいへんだった」という記憶すらない！

気になる人は、このダイエット法——ぜひ思い切って試してみてはいかがだろうか。

今までさまざまなダイエット方法を経験した人は、ダイエットにチャレンジする前に、「年齢が……」とか、「太り方が違う」などとおっしゃるかもしれない。それは当たり前で、食べてきたものも生活習慣も一人ひとり違うのだから、その方々の言われることは正当である。

しかし、この方法でダイエットをされた人は、20代～60代後半の人まで年齢層も幅広く、「こんなに簡単だったなんて」と、実践した人ほどびっくりされている。

体重の落ち方は人によってさまざまだが、私はちょうど1カ月目で15キロ落ちた。1カ月目で15キロって、どんなふうになるのか!?　首、二の腕、おなか、お尻、内ももの皮がタルタル、しわしわで、しかも「やつれて、老《ふ》けた」感じだったら……？

そんな姿は想像したくない！　でも、無理な痩せ方をしたら、それは十二分に起こりうる現象なのだ。

「現物の私」を見せてあげられないのが残念だが、今の私は自分の姿を見てこう思う。

「あの肉と皮は、いったいどこに行った？」

娘と買い物に行ったときのことだ。

以前、よく遊びに来ていた娘のお友だちとそのお母さんに街角で偶然に出会った。いつも気さくに私に話しかけてくれるお友だちは、きょとんとした顔で、いつにない「他人行儀な敬語」で挨拶《あいさつ》をしてきた。しかも私とそのお母さんが話をしている間も、私の顔をじっと見つめている。

あとでお母さんから聞いたことだが、私たちと離れてから「今、話をしていた菜々子ちゃんといっしょにいた人、誰?」と聞かれたのだという。「菜々子ちゃんのお母さんよ」と言うと、「え〜っ……べ・つ・じ・ん（別人）……」と言っていたらしい。

先ほど触れたように私の体重は絶頂時、80・8キロ。体脂肪はなんと47——という驚異的な記録であった。体脂肪47って、どんな状態かを簡単にいうと、およそ体の半分は「脂」ということだ！　このまま生活習慣を変えることなく過ごしていたら、間違いなく「病気」になっていたに違いない。今はなんともなくても、将来的に「病気」になっていくことはわかっていたのだ。

だけど、どうしたら、何を変えればよいのか——。

私もある人との出会いで知識が入る前までは、そんな漠然《ばくぜん》とした思いしか持ち合わせてはいなかったのである。

太った理由

私は生まれつき太っていたわけではない。れっきとした「太った理由」があるのだ。まず「早食い」。これは私の得意科目である。

早食いにおける私の師匠は、実家の父だ。父は昔から本当に「早食い」のお手本だった。母は一日家事をしっかりこなす人で、料理もすべて手作りでマメである。せっかく時間をかけて作ったそんな料理も、配膳して「いただきまーす」と言ったその10分もしないうちに、「ごちそうさま」と父は食べ終わる。父は「早いことはなんでもよいことだ」と自慢していたが、母にしてみれば「一生懸命作って、さあやっと落ち着いて食べようと思っても、まったく落ち着かない……」と嘆いていた。

私は小さいときからそんな環境で家族と食事を共にしてきたわけで、素直(?)にも「そうか、早いことはよいことなんだ!」と勝手に思い込み、しだいに父のペースで食べるようになっていったのである。しかし当然、健康的な食べ方ではないので、父はある時期から病名がついていたのだ……!

そんなことに気がつかない私に、その特技を生かせるときがやってきた。大学を卒業し就職した会社で、入社前の「研修」があった。その内容は過酷で、食事時間まで制限され……5分以内で食べるのだ。なぜ、そんなことをする必要があるのかと思っていたら、仕事をして納得!! ようするに「食べる時間がない」ぐらい忙しい会社だった。けれど私はもともと得意でもあったので、まったく「苦」にならず、さらに自分のペースを上げるという素晴らしい習慣を身につけていったのだ!

二つ目は「運動嫌い」。今でもあまり得意ではない。

とくに出かけるときは、「ドア・トゥー・ドア」。家から現地まで、しかも一時預かりの駐車場に車を置くときも、できるだけ歩かない、出口から一番近いところ……と探す。とにかく車が大好きで、どこへ行くのも車。万歩計をつけたら普通の人の1カ月で歩く歩数が、私の1年間の歩数ではないかと思うくらい歩かなかった。

体が重くなればなるほど悪循環になって、歩くのはさらに億劫《おっくう》になっていった。それも当たり前で、標準体重に20~30キロのお米を担いで歩くようなもの。お米でピンとこない人は、お肉屋さんで豚肉30キロをイメージすればいい。

一番気の毒なのは、私の靴《くつ》だ。あっという間に靴底がダメになる。靴の縫い目もはち切れる……。靴を脱いだら足の形がそのまま型になって、狭い靴箱をさらに狭くする迷惑三《ざん》味《まい》。あまりにも伸びて広く履きやすくなった靴を「サンタさんの靴!!」と言って喜んでいたのは、娘だけ。そのほかよかったことといえば、大勢の集まりの会場などで靴を脱いだとき、私の靴は一度も間違われたことはない！　という厳然たる事実だけであった。

家に帰って用事をするときは、座る場所を軸に、周りに必要なものを置いていく。座ってしまえば、あとは振り向くだけ……といった始末だ。

運動すれば多少は「痩せるかも……」と思った私は、ある時期、子どもを無理やり説得して、いっしょにテニススクールに通うことにした。テニスで遊ぶだけならいっときで飽きてしまうかもしれないが、スクールだと決められた日にはとにかく行かなければもったいない、という気持ちで、通えると単純に思ったのだ。

もともと走ることは得意だった幼少の時期の記憶があった私は、自分自身を買いかぶっていた。生まれて初めてのテニス。テニスコートでいきなり、こけてしまう。つまずくものはなにもないのに、私だけこけるのだ！　気持ちと足はまったくバラバラ……。ましてや、記憶にある運動神経のよかった頃の意識で動こうとしても、日頃使っていない足はついてこない！　そりゃあ、30キロの豚肉をおなかに縛りつけて走ったら、誰でも間違いなく転んでしまうだろう。

何度もよろめき、つまずき、こける私。コーチは、「大丈夫？」と冷たい一言。そのうち、「また、こけている……」という視線が周りから読み取れるようになると、しだいに行くのも億劫になって、誘って行った私が一番初めにリタイヤしてしまったのである。

目的意識が問題だ！

その次はフィットネスクラブ。同じ目的を持っている人といっしょなら続けられるような気がして、仕事の関係で知り合った近所の人と通うことになった。けれど「運動のために自転車で通おうね」と言われた瞬間、私は帰りの疲れ果てた自分の姿が目に浮かび……時間短縮などと言い訳を考えて、当然「車」での移動を選択したのである。

この時点でご想像いただけるかと思うが、言い訳を初めから考えて行ったレベルだ。ちょっとしたことで、すべてに言い訳をする私がそこで生まれる。

そして最大の問題は、自分で努力をするというより、フィットネスクラブに通っていたら私の体型をなんとかしてもらえるのでは……と思っていたところにあった。初めて行ったフィットネスクラブで、運動器具がたくさん並んでいるのを見て、「何か一つぐらい私に合うものがあるかなぁ」と、自分が合わすことは考えず、自分に合うものを探していたのである。

ウォーキング・マシーンの上では、ハツカネズミのように皆モクモクとその上で歩いたり走ったりしている！　まっ、せっかく来たのだからということで、同じようにやってみることにした。

ドスドスドス……という感じで、私のマシーンだけやたらと大きな音を立てている。10分も経たないうちに足と体がバラバラになり、息切れがして座り込んでしまった。

「何事も一度にやったら続かない……継続することに意味がある！」と自分に言い聞かせて、その日は目的であった運動をほとんどせず、運動したあとに入る備え付けの温泉にゆっくりと浸かって満足していた……。

2回目のときにも、ウォーキング・マシーンに5分も乗っていられず、やはり温泉に浸かっただけ……。さらに3回目には、温泉に直行……という具合で、結局3回でやめてしまったのである。

ウォーキング・マシーンは、その後、我が家に設置された。そう！　会費を払ってフィットネスクラブまで行って時間も束縛《そくばく》されたことが続かなかった理由と勘違いした私は、家でいつでもできる環境があればきっと続けられ、痩せられる！　と考えたのだ。

その後3～4回は使ったが、マンション住まいで下の家に響いては……という理由をつくって、今は倉庫に眠っている。

ムダなチャレンジは続いた……

そのほか、家で使えるサウナスーツを購入した。それは優《すぐ》れもので、防護服のようなものにヒーターがついているのだ！「これなら、じっとしていても着ているだけで痩せられる」と思った私。しかし着替えに手間のかかること！しかも動きにくい、一部の部分だけが熱過ぎる……などの理由で、すぐに「お払い箱」になってしまった。

そのほか、ありとあらゆる、できるだけ簡単そうで楽に痩せられそうなものを探しては購入して、すぐにやめてしまうことを繰り返してきたのである。言い訳を考えるようでは、成功しないのだ。

私は今の仕事をしたときの目的の一つが「食べ歩き」。全国行ったことのないところがなくなるぐらい、その土地の「美味しい」といわれるものを全部食べつくしてみたい！なんて思っていた。おかげさまでいっしょについてくることが多い娘は、学校では社会科が得意になっていた。そう！　日本地図の記憶の授業である。どの都道府県では、どのような美味しいものを食べたのかという記憶のしかたで、彼女は社会科が得意になっていったのだ！　二人で、「こうなったら全国すべて食べ歩いて制覇するよ！　地図を描いて、行ったところを色鉛筆で塗り潰していくローラー作戦で制覇しよう！」という具合に……。

私と娘が太らないわけがない。まず、目的意識に問題があったのだから。

当然、体はみるみる重くなり、まるでくまのプーさんのおなかのようになって、横になっても同じ形を維持できる特技を持っていた。娘いわく、「お母さんのおなか、鏡餅《かがみもち》の一番下の餅みたいで気持ちいい〜」と、鏡餅の真ん中の餅の大きさのおなかを持つ娘が言う。動きも鈍くなり、だけどおなかはすく……悪循環だった。

さらに追い討ちをかけるのが、食事の支度《したく》だ。

買い物に行ったら、とにかく自分の嫌いなものは買わない。好きなものを基本的に買うので、自分がおなかをすかせていなくても、食事の支度をする時間がくると、「味見」と称して、シチューなどは半分ぐらい（！）食べてしまっていた。最初から食べるつもりだから（きちんとした「味見」という言い訳がある！）、分量は当然、それも考えて作るのだ。自分が味見として食べる量も計算に入れて、２倍の量を作っておくと、減ってもわからない！　娘がそれに気づくまでは、平気で食べていたのだ。

なにかにつけてすべて「味見」をしているので、じっさいに食事をするときには、もう十分、おなかが一杯。しかし、それだけの量を味見していると思われたくない私は、家族といっしょにまた普通に食事をしていたのである!

あるとき、娘が「お母さん、お鍋の内側にシチューの跡形《あとかた》がついているみたいだけれど、なんでそんなに減ったの?」と私に聞いた。「煮込んだから(蒸発して)なくなったのよ」と言ってごまかしたが、次の日から、料理のできあがる寸前に、彼女はぴったりと私にくっついて離れない! いつもの癖《くせ》で食べたい私は、「内緒よ」と言いながら、娘としっかり「味見」をし、晩ごはんを2回食べているような状況だったのである。

また、「ネコ舌」でない私は、「熱いものは熱いうちに、冷たいものは冷たいうちに」食べようとするために、噛《か》むことを忘れて、いわゆる「早食い」に拍車をかけた。

さらに子どもが食べ残したらたいへん……うれしい……。娘の胃の大きさと私の胃の大きさは当然、違う。娘は味見をしたぶん、じっさいの晩ごはんでは食べ切れないものがたくさんあったのだ。

私は小さい頃、幼稚園でも小学校でも先生から「食事に感謝を」と、ごはん一粒に対しても「残してはいけません」と言われてきた記憶があったので、素直に(?)「出したものはすべて食べておかないと」と、娘の残り物まできれいに掃除をしていたのである。

食材への「感謝」のしかた？

感謝といえば、私の師でもある岡田健作さんから以前、「食材に感謝をしている？」と聞かれたことがあった。本当に不思議なことを聞く人だなぁと思いながら、私は「もちろんです。だから全部、残さずに食べています！」と言ったのだ。

しかし、このあとの岡田さんの話を聞かせていただいて、私のアンパンマンのような顔は、大きくパンチを受けて小さく(!?)なった記憶がある。

岡田さんはこんな話をしてくださった。

「食べ物になってくれたものは、食べられるときまで生きていたものがほとんど。『食物連鎖《しょくもつれんさ》』というのがあるが、小魚は中魚のエサになり、中魚は大きい魚のエサになるように、これも互いに生きていくためにはしかたがない。ただ殺されたのであれば成仏《じょうぶつ》できないが、命に必要なものだけが食べられての話なら、成仏できるような気がする。だけど、もったいないから食べるっていうのは、本当に正しいことだろうか。

われわれは体の健康維持ということで生きることに必要なため食べている。どちらかと言うと、必要以上に食べることで健康をなくしていくことが多いと思う。そのために無理に食べてあげるより、残した方が体にとって、もったいなくはないように思う。

もっと言うと、初めから必要な量だけを作るようにして、外食の場合は必要な量を考えて注文するように心がけるといいと思うよ」

さすが、もとヨガの先生である。

たしかにライオンでもヒョウでも、聞いたところによると、おなかがすいていなければ目の前に獲物《えもの》が通っていても知らない顔をしているらしい。私は、目の前にあったらなんでも食べてしまっていた!!

考え方が違えば、すべて身の周りに起こっていくことが変わっていくのである。

『残すことにためらわない！』ということだ！

決めること、そしてイメージすること

ダイエットにしても、何かを始めるときでも、自分自身が「こうなると決める!!」ことが大切である。

だいたいが太った理由に「生活習慣」の問題があるわけで、それらを変えていくのに「やれたらいいな」など漠然《ばくぜん》としていたら、体はけっして味方にはなってくれないし、結果が出せるわけがない。意識のどこかで「このままでもいい」と思ってしまうのだ。美味《おい》しい食べ物を目の前にして、今まで決めていたこともどこへいったのか、心の中で「１回ぐらい、いいか」「どうせ無理だし……」と自分に言い聞かせてしまうのである。

なぜそれが起こるか。理由は簡単！　自分が「目的」を達成したときの姿をイメージするのが曖昧《あいまい》だからである。

ちょうどダイエット開始から１カ月たったとき、行きつけの（３軒ある）お肉屋さんに買い物に行った。以前の私の買い物のしかたは、いい品があれば「そのパレット１枚分（！）」だった。あれもこれも数々の品を買うということで、家には冷蔵庫が２台、それでも入らないときは実家の冷蔵庫まで使う……。

その日、久しぶりに他県の友人に美味しいお肉を送ってあげようと、お肉屋さんの奥さんに「いつものを……」と言うと、わからない様子だったので、「あれとこれと……」とお願いしたあと、領収書を書いていただいた。名前を聞いたそのときの奥さんの表情と飛び上がり方は普通ではない。そして私に向かってこう言った。

「ふ、ふ、藤井さんの……妹さん？」

太っているときに本当に困ったのは「服」だった。「着ることができるかなぁ……」と思っても、ほとんど私の体に合うサイズのものはない。大きいサイズの店に行くと、普通サイズの店でも売っているようなデザインもたまにはあるが……可愛くない。

無理をして普通サイズの店でも比較的ゆったりとしたものを探し、試着室に入って着てみようと思うのだが、後ろに手が回らず、ファスナーやボタンを止められなかったり、腕が抜けなくなったり……店員さんも大忙し。

しかも、普通「どうですか?」と聞かれるところを、私の場合には「大丈夫ですか?」と声をかけてくれる。私に対してなのか、服に対して無事を確認されておられるのか……。狭い試着室では身動きが思うようにとれず、私はひと仕事してきたあとのように、ぐったりしてしまうのだ。

もう探すのは、ある時期からやめることにした。店に行って店員さんに「私のサイズに合うもの、何かありますか」と聞いて、出してもらってから選ぶようにしたのだ。店員さんは「これなら何とか伸びると思いますよ」と言う割に、試着はあまりさせてもらえなかったのである。

ダイエットは、やっぱりお金がかかる⁉

ダイエットをしたら楽しいことが多く待ってはいるが、それまでにたいへんなことも出てくる。

ダイエットを始めて１カ月でマイナス15キロの変身をした私は、途中の経過で服が合わなくなっていき、初めは「大は小をかねる！」なんて思いながら、なんとかあり合わせで間に合わせて着ていた。ズボンもスカートも、もとは総ゴム！　ゴムをしぼっていけばなんとかなると、初めは自分で調整したり安全ピンを活用したりしていたが、すぐに限界になり購入となる。しかし、せっかく自分の体に合うサイズのものが手に入っても、すぐに合わなくなるのだ。もちろんサイズを直してくれるお店へも通った。

サイズを直してもらっている間も、私の体は小さくなっていくので、お直しが終わり引き取るときには再度、入院（？）となる。結局、サイズ直しで持って行ってから帰ってくるまで、一番長くかかったものは８カ月も入院（？）していたのだ。

そう、お気づきの通り、お金がかかる。上手に知り合いから服をいただいたりできる人は、どうってことはない悩みかもしれないが。

それ以外に、指輪がいつの間にか指からお出かけ(?)してなくしてしまうので、指輪のサイズを直すのにもお金がかかかった。私の指輪は運のいいことに、ほとんどカバンの中に落ちていたが……。

靴のサイズですら変わる。足の甲に肉がしっかりついていたので、靴の先端まで自分の足の指が入っていなかったのだ！　靴は足の甲の高いものを選ぶとサイズが必然的に大きくなっていく。痩せると足の甲も痩せるので、靴もそのままのものを履いていると、気を抜けば道に置き去りになっていたりする。やっぱり買い替えだった……。

下着から何から身に着けていたものはすべて修理か買い替えになったのである。せっかくお金をかけて太ったのに、またお金をかけて痩せるのだ！

どうだろうか。

ここで不安になってやめようと思う人は、やはり「目的意識の問題」があり、本気ではないはず。こういうことを最初からわかっていれば、いろいろな工夫もできるに違いない。

また、始める前に「あれもこれも食べられなくなる……」と思う人は、思い出すといい。「一生のうち食べる量は7トンと決まっている」ということを。今あわてて食べなくても、楽しく食べられる日が必ず来るのである。

自分の希望する体型を手にしたら、その先は「これを食べたら太るかも……」と余計なことを考えなくても済むのだ。

これは暗示《あんじ》で、太っている人ほど思うらしい。それを思った瞬間に、体に食べ物が入った時点で「太らせなくては……」と太るメカニズムが体に働きかけて協力してくれるようになるのだ。信じられないかもしれないが、食べるときに太る暗示を言っても思ってもいけない。本当に太るのである。

「だけど……」とできない理由が頭に浮かぶ人は、今の自分に案外《あんがい》、満足しているのだ。それとは反対に「自分の一番、素敵な姿になる！」と決めた人は、すでに第一歩を踏み出している。

一生に一度しかない人生で、後悔は禁物だ。すっぱりと今の現状に納得してしまうのか、思い切って一番素敵な自分に出会うための決断をするのかは、自分しだいということになる。

あなたは本気で痩せるのですか？

■適正体重の算出方法（例）

身長をメートルになおして、二乗し、それに指数22をかける

例① 160 ㎝＝ 1.6 ｍの場合　1.6 ｍ ×1.6 ｍ ×22 ＝ 56.3 ㎏
　② 158 ㎝＝ 1.58 ｍの場合　1.58 ｍ ×1.58 ｍ ×22 ＝ 54.9 ㎏
　③ 156.8 ㎝＝ 1.568 ｍの場合　1.568 ｍ ×1･568 ｍ ×22 ＝ 54 ㎏

「適正体重」を知ること

あなたは本当に痩せないといけないのだろうか。

自分が思っているだけで、けっして太っていない人も世の中にはいるのだ。

ベスト体重をまず、確かめてみるといい。

ＢＭＩ＝Body Mass Index（ボディマス指数《しすう》）というのがある。

まず身長をメートルになおし（たとえば１６０センチの人は１・６メートルになり、１５８センチの人は１・５８メートル。１５６・８センチの人は１・５６８メートルとなる）、それを二乗する。次にそれぞれ22（適正指数）をかけてください。そこで出た数字が一般的な適正体重なのである（上の例を参照）。

栄養失調⁉でも太る

次に、「体重はベストだが体脂肪が多い」などの悩みがある人も多い時代である。大切なことは食べ物の「質」だ。毎日どんな「質」のものを食べているかによって、体は栄養素不足により壊れてしまう。

体脂肪が多い、コレステロール値が高い、血圧が高い、肩こり、冷え性、便秘、そのほか病名がついている……などの人は、生きていくのに必要な「栄養素」が取れていないことが多いのだ。びっくりすることに、太っている人も痩せすぎの人も同じで、食べ物のバランスが悪く「栄養素不足」なのである。

太る理由は、食べ過ぎや運動不足だけではない。食べ過ぎていないのに「太る」という人は、新陳代謝《しんちんたいしゃ》機能が悪い状態、ホルモンバランスが崩れている、薬の副作用、妊娠中毒症、ストレス……など理由はさまざまである。ただ、その一番の原因になったことは、もとを正せばすべて「あなたの体には不足しているものがある」ということなのだ。

不足しているものとは「栄養素」で、その栄養素の失調や欠如から「過食」になる。

過食しているのに栄養失調とは、理解しがたい話ではあるが、この場合の栄養素とは、カロリー栄養素をいうのではなく、ビタミン、ミネラルなどの微量栄養素のことをいう。カロリーとは炭水化物や脂肪を中心とするもので、炭水化物はごはん、パン、うどんなどの麺類や芋類のこと。脂肪は油系のものである。

ちなみに不足しやすい微量栄養素とは、野菜などが太陽の光を直接浴びて、光合成を起こしてできるビタミン類や、土の中の栄養素のミネラル類である。これらが現代人は極端に不足しているのである。

問題を起こすダイエット方法

炭水化物、脂肪、タンパク質、ビタミン、ミネラルは「五大栄養素」といわれるが、現代人は、それ以外に「繊維《せんい》」も極端に不足しているようだ。

よく聞くダイエット法で、脂肪をいっさい取らない方法では健康的に痩せられない。脂肪が必要といっても、動物性の脂肪を多く取り過ぎるともちろん体は異常をおこすが、植物油にはリノール酸が含まれていて、細胞膜を作るのに重要である。よって脂肪（コレステロール）も適量は必要であり、不足、欠乏は色々な障害をまねくこともあるのだ。
また、脂肪は極端に不足すると急激に体温の低下を起こすといわれる。体温の低下は当然、代謝異常をまねくことになりかねない。しかし反対に脂肪が多過ぎると、成人病や心臓病のきっかけになることもあるのだ。よって多過ぎても少な過ぎても、体の異常は出るということである。

ダイエットにいえることは、油っ気のない食事は、すぐにおなかがすいて結局は食事回数が増えるうえ、体温の低下をまねき代謝異常を起こすといったことにもなるのである。

ビタミン、ミネラルが豊富な海草サラダやわかめ、ひじきだけを取ろうというダイエット法も聞いたことがあるが、わかめやひじきの中に多く含まれている「ヨード」には、脂肪の代謝分解をする働きがあるので、たしかに体は痩せることになる。しかし、海草中心では健康維持はできない。脂肪やタンパク質も大切で、バランスが大事なのである。

肉を食べず菜食のみで痩せようとする人もいるが、肉類にはビタミンＢ12というものが豊富にあり、ほかのものではあまり取れないのである。ビタミンＢ12が体から不足すると、無気力、知能の発達異常、悪性貧血《ひんけつ》、アルツハイマー型痴呆症《ちほうしょう》として体は不足を教えてくれる。玄米菜食の人によく貧血症状がみられるのは、ビタミンＢ12不足だからである。

そのほか、りんごダイエットや卵ダイエットなどたくさんあるが、結局、バランスのとれた栄養素が入らず、体重が一時減ってもリバウンドを起こし、あとで体に支障が出てきたりする可能性がある。

食事の回数を減らして減量する人は、はっきりと「逆効果」であるといえる。体は次にいつ入ってくるかわからない栄養素を、「命を守る」ための蓄えとして貯蓄する癖をつけていく。これが「太る」原理なのだ。

ビタミン・ミネラル不足で食べたくなる!!

人間の体は微量栄養素（ビタミン、ミネラル）がなければ健康を維持していくことができない。本能的にこの微量栄養素を、人間の体は食べたもので補おうとする。食べる量が多くてお腹が一杯であっても、微量栄養素（ビタミン、ミネラル）が入っていない食事なら、「まだ食べていないよ」という信号を、細胞が脳に指令として送ってしまうのだ。

たとえば1食分の食事の「質」が、体に必要とするビタミンとミネラルの量として2分の1しかないと、自分では1食分をきちんと食べておなかが一杯なのに、本能的にほかの人の食事の量の2倍量を取って、ビタミンやミネラルを補おうとするのだ。そのときのカロリーは当然、2倍取っている状態となる。「いつ見ても口が動いている……」と、食べても食べても食べた気がしない人は、その食べているもの自体にビタミン、ミネラルの栄養素が不足していて「補いきれていない」と考えられる。

ビタミンやミネラルの不足は、50年以上前では考えられなかった現象である。そのころは、どちらかというと炭水化物、脂肪、タンパク質などのカロリー不足の時代。世の中に物資の少なかった時代のために、病気をしたら卵を食べるなど、今とは違った栄養が必要だった。

現代は「飽食《ほうしょく》の時代」といわれ、食べ物はたしかに豊富にあるように見える。しかし日本には四季があるのに、スーパーへ買い物に行くと、いつが旬《しゅん》かわからないほどあらゆる野菜がいつでも売られている。便利ではあるが、私たちが本当に求めないといけない食材は、「旬のもの」の優れた栄養価がある安全な食材なのだ。

食材が年中、豊富にあることは非常にありがたいことではあるが、これができるのはハウス栽培などが当たり前になったからである。同じ土で同じ場所で一年間、栽培し続けることができる利点はあるが、ビニールで覆《おお》われた野菜はビタミンを作る能力が、昔と比べて2分の1や4分の1になってしまっているらしい。当然、土も休むことなく使われるので、野菜にはミネラルがほとんどなくなっている状態だ。それ以外にも農薬を使うことでビタミンなどは欠乏してしまうというのである。

こういう理由で、野菜をしっかり取っている食事でも、ビタミン、ミネラルはほとんど取れていないのが現状なのである。ほうれん草にはビタミンAが豊富といわれているが、今は昔と比べて8分の1にまで減少している。トマトも見た目は同じだが、栄養価は20分の1というのだ。

1食のバランスがとれた食事を取っていても、1食分のカロリーだけが取れていて、生命体に必要不可欠な微量栄養素は残念ながら不足し続けているのだ。現代病といわれる病気も、このビタミン、ミネラル欠如が原因で起こることが多いのである。

ダイエットでは、食材にビタミン、ミネラルが不足することで、体は本能的に食事量を多く摂取しようと、いわゆる『過食』をさせてしまうのである。したがって、ビタミン、ミネラルが充分な食事であれば、過食にならず少量で満腹感が生まれるということになるのだ。

添加物は栄養を吸収させなくする

食事の「質」の変化としては、ただ栄養価が減少しているだけではない。加工食品（ハンバーガー、ジュースなど）、インスタント食品、農薬、家畜《かちく》飼料、ハウス栽培、化学肥料を使うことで、さらにビタミン、ミネラルは欠乏していく。

とくに添加物の「ポリ燐酸《りんさん》」を例にとってみると、これはボイラーの中のアカを洗うための工業用洗剤だったものである。なんとそれが、原価が安いことから食材に使われているのだ。

食品の変色や変質を防いだり、コシを強くするための弾力をつけたり、ツヤ出しに使われるのである。麺類、ハムやソーセージ、ジュースなどにも入っているが、このポリ燐酸は、体内にあるカルシウムを同量奪っていっしょに排泄《はいせつ》させてしまう。食べ物の消化は、胃の筋肉を運動させるカルシウム、マグネシウム、カリウムが非常に大切だが、このカルシウムが不足して消化の妨げにもなるのだ。ダイエットには非常事態である！

さらに、カルシウムは体の筋肉が正常に働くために不可欠なものであるが、カルシウム不足になると、目のレンズを支えるための毛様筋《もうようきん》という筋肉が正常に働かなくなり、視力の低下を起こすという。

それ以外にも、カルシウム不足は感覚器官から脳に情報を与えることが正常に行われなくなり、耳、神経、触覚《しょっかく》などにも影響してしまうのだ。

こういったカルシウムを体内から奪う食べ物を食べ続けていることで、もともと骨に99%と血液に1%あるカルシウムのうち、とくに骨や歯からカルシウムを溶かし奪ってしまうのである。

カルシウムは食材から食べ物として取った場合、必要以上の量は体外へ排泄されていくため、なんの問題もないが、骨から解かされたカルシウムは血管内に蓄積し、血流を悪くすることで高血圧などを引き起こすという。骨から解かされたカルシウムは、細胞を死滅させ、老化、糖尿病、ガン、認知症などを引き起こすとまでいわれているのである。

第2章
知っているようで知らない 46の必須栄養素

プロが教える必須栄養素

現代の食生活で、カルシウム不足の問題だけを取り上げても人間の健康維持の妨げとなっているが、人間の体がいつも正常に働くために必要な最小限のビタミン(18種類)、ミネラル(20種類)、アミノ酸(8種類)はあわせて46種類もあり、そのうち何か一つでも欠けると生命は維持できなくなる。しかも、それらはすべてつながっているのだ。46種類の栄養素(必須栄養素という)のうちの何かが極端に不足していくと、不足した栄養とつながっている関連した栄養素もバランスを失うことになる。

よくあるのが、しっかりと毎日、食事をバランスよく食べている人でも、肩こり、冷え性、便秘などの体の違和感(不定愁訴《ふていしゅうそ》)が起こっている場合が多い。それはやはり食材の栄養価が不足しているために、必要な栄養素が充分に取れていないことが大きな原因で、せっかく取っていても何か一つでも極端に不足している栄養素があると、残念ながら一番少ない栄養素に合わせてしっかり取っていた栄養素がいっしょに排泄され、結局は取っていない状態になってしまうからなのだ(図1参照)。

■図１　食事の栄養素が下記のように入った例

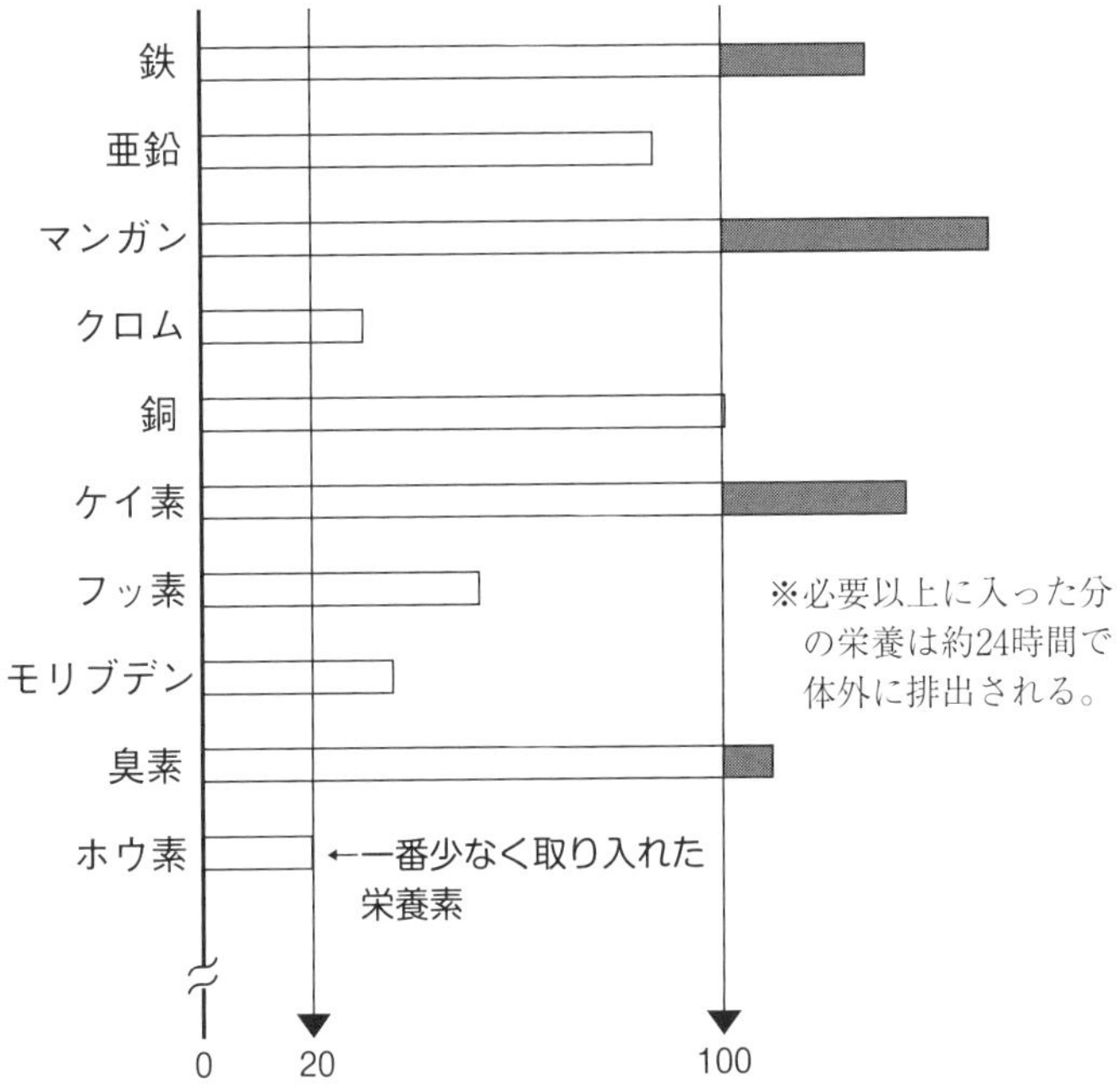

0 → 栄養素が一つでも０（ゼロ）になれば、代謝が崩れ生命維持できない。
20 → 一番少ない栄養素の量に合わせて、ほかの栄養素も排出される。
100 → 健康時に必要な量（超過分 ▩ は排出される）

現代病もビタミン・ミネラル不足

それぞれの栄養素が不足すると、少なくなったことを体は症状（信号）で教えてくれる。例をあげると、ミネラルの一種である亜鉛《あえん》が不足すると「味覚不良」という症状が起こり、化学調味料や砂糖がより美味しく感じるようになるのだ。砂糖は体に入るとリンに変わるが、リンはカルシウムとつねにバランスをとっている栄養素なので、リンが増え過ぎるとカルシウムはなんとかバランスをとろうと、骨や歯などからジワジワと溶かせて補おうとする。骨や歯が弱くなると……というふうに、新陳代謝異常はつぎからつぎに起こっていく。砂糖を取り過ぎると骨や歯が弱くなると言われるのは、このような原理があるからだ。

病名がついている人は、その病気が起こる前に「不定愁訴《ふていしゅうそ》」（図2参照）といわれる症状が出ていた可能性が高い。この症状や痛みを薬で一時的に抑えても、その原因が改善されない限り、同じ症状が何度でも出てしまうのは当たり前なのである。

さらにこれらを対症療法《たいしょうりょうほう》（痛みなどを抑える治療）だけに頼ってしまい、根本的な治療をしておかないと、いずれ病名がついてしまうことになるのだ（図3参照）。

■図２　不定愁訴とは

頭痛、偏頭痛、視力が悪い、疲れ目、吹き出物、胃が重い、めまい、耳鳴り、立ちくらみ、慢性下痢、鼻炎、鼻づまり、風邪が治らない、にきび、虫歯、口内の荒れ、小じわ、シミ、肌荒れ、ゼンソク、皮膚炎、湿疹、若白髪、肩こり、息切れ、動悸、慢性胃炎、胃十二指腸潰瘍、腰痛、生理不順、生理痛、便秘、精力異常減退、頻尿、尿の出が悪い、腸疾患、冷え性、関節炎（痛）、しもやけ、神経痛、アカギレ、体がだるい、慢性疲労、神経衰弱、虚弱体質、ヒビ、貧血、低血圧、水虫、食欲不振、むくみ、早期老化、更年期障害、アレルギー体質、アトピー性湿疹、肥満、痩せすぎ、栄養失調、骨折しやすい、積極性がない、イライラ、ストレス、明るさがない、強皮症、いねむり、集中力欠如、学校ぎらい、暴力行為、前立腺肥大、朝起きられない、不眠症、血液不良など

⇩

■図３　病名

高血圧、糖尿病、脳出血、脳卒中、脳梗塞、腎臓機能障害、動脈硬化、心筋梗塞、狭心症、脾臓機能障害、バセドウ病、メニエール病、肝臓病、甲状腺機能障害、筋ジストロフィー、くる病、リウマチ、認知症、心臓病、白血病、膠原病、ガン、ベーチェット病など

したがって、病名のついている人で不定愁訴がまったくなく、血液の病気になったという人は、ほとんどいないということになる。

もとを正せば、これらもタンパク質、ビタミン、ミネラルの不足から起こっていて、すべて「血液の病気」といわれているのである。

微量栄養素不足を体は教えてくれている!

例をあげてみると、糖尿病は亜鉛、クロムなどのミネラル類の欠乏であり、高血圧はコリン、ルチンなどのやはりミネラル類の欠乏という。今の自分の体の症状はどの栄養素が不足しているのか、ぜひ確認をされるといい(表1〜3参照)。

ビタミンは水溶性(水に溶ける)のものが多く、なかでもビタミンB1は熱に弱いうえ、水道水の塩素によって破壊されてしまう。ビタミンB6は抗生物質やピルの常用により不足する。そのほかビタミンは、カフェイン(コーヒー、紅茶、お茶)との併用で破壊されてしまうものも多い。食材が安全かつ栄養素も豊富で大丈夫というだけではなく、我々の生活習慣や食材の扱い方によっては、食べていても不足してしまうことが多いのである。

この46必須栄養素のほかに、体内の「酸素」が減ると、シワ、体温低下、冷え性、肩こり、頭痛、腰痛、便秘、関節痛、筋肉痛、精力減退、老化、新陳代謝異常、老人性ボケ、高血圧、狭心症《きょうしんしょう》、ガン、動脈硬化《どうみゃくこうか》、心筋梗塞《しんきんこうそく》、脳卒中《のうそっちゅう》、脳軟化症《のうなんかしょう》、脳浮腫《のうふしゅ》、脳腫瘍《のうしゅよう》などの症状で体は不足を意味する「信号」を送って教えてくれる。さらに食物繊維が体から不足するとコレステロールを増やし、大腸ガンとして教えてくれるのである。

生命に不可欠な栄養素が不足していることを、痛みや症状で教えてくれなければ、私たちは不足していることも知らずに、その栄養を使い果たしてしまい、ある日、突然、倒れて死んでしまうことになるのだ。案外、症状や病気は私たちへ気づきを与えるために、起こしてくれているとも考えられるのである。

昔、高齢者に多かった病名が、最近は子どもたちにもついている。病気の低年齢化がいわれるこの時代、普段の生活習慣と食べ物の影響が大きく、食をあずかる家族が知識を入れないといけない。とくに成長期の子どもたちには、しっかりとビタミンとミネラルの補給をすることが必要なのである。

表1　ビタミン（18種類）

ビタミンB 1（チアミン）＝糖代謝 炭水化物代謝異常、神経異常、脚気《かっけ》、怒りっぽい、イライラ、筋力低下、物忘れ、疲労倦怠、夏バテ、うつ、情緒不安定、食後に眠くなる、動悸、落ち着かない、協調性がない、便秘、人間的性格の問題、ふさぎ、反抗的、息切れ、足のしびれ、気力減退、乗り物酔い、疲れやすい、成長障害、むくみ ※加熱調理、カフェイン、アルコール、たばこで破壊される。水溶性
ビタミンB 2（リボフラビン、ビタミンG）＝脂質や糖質の代謝 解毒作用、肝臓ガン、人間的性格の問題、生理不順、口角炎、動脈硬化、皮膚炎、しみ、肌荒れ、老化、口内炎、吹き出物、有害物質を分解できない、にきび、成長障害、爪、毛髪異常、視力低下、コレステロール ※紫外線、アルカリに弱い。水溶性
ビタミンB 3（ナイアシン）＝皮膚と神経 便秘、日光が当たる部位の皮膚炎、口臭、下痢、胃腸障害、口内炎、神経症状（めまい、幻視、幻聴）、皮膚炎、偏頭痛、ネガティブな人格、 高血圧、体力低下、中性脂肪、疲労感、コレステロール ※アルコールを大量に飲むと欠乏する。水溶性
ビタミンB 5（パントテン酸カルシウム）＝副腎の働きを守る ストレス、消化器、皮膚炎、神経過敏、筋肉疾息、疲労感、傷が治りにくい、免疫低下、成長障害、便秘 ※熱、カフェインに弱い。水溶性

ビタミンＢ６（ピリドキシン）＝免疫機能維持 タンパク質代謝異常、脂肪代謝異常、皮膚炎、十二指腸炎、自律神経異常、知能障害、精神不安定、脳神経の発達異常、小児のけいれん、てんかん、けいれん、睡眠障害、動脈硬化、吐き気、自閉症、神経の興奮、神経過敏、神経炎、口内炎、緊張しやすい、月経前緊張症候群、アレルギー、胃けいれん、貧血、人間的性格の問題、虫歯、赤血球異常、免疫機能障害、脂肪肝、つわり、湿疹、口角炎、ふけ症、胃炎 ※抗生物質やピルの常用により吸収されない。水溶性
ビタミンＢ12（コバラミン）＝神経細胞内の核酸の合成や修復 高血圧、悪性貧血、知能の発達、神経細胞機能障害、めまい、人間的性格の問題、毒物不中和、肝臓障害、倦怠感、動悸、精神不安定、記憶力低下、集中力低下、動脈硬化、神経症状、成長障害、赤血球異常 ※水溶性
ビタミンＢ15(パンガム酸、パンガミン酸)＝細胞の寿命を延ばす 疲労感、血中コレステロール、しわ、皮膚の新陳代謝異常、ガン ※日光に弱い。環境汚染からの影響を受けやすい。水溶性
ビタミンＢ17（レートリル）＝制ガン、ガン予防
ビタミンＡ＝体の粘膜、皮膚、視力を支える 結膜異常、乾燥性眼炎、伝染病、角膜軟化症、胃粘膜異常、呼吸器病、抵抗力、皮膚、ストレス、粘膜の角質化、潰瘍、夜盲症、感染症、視力低下、免疫力低下、乾燥肌、口内炎、ガン

ビタミンC（アスコルビン酸） ＝免疫力強化、抗酸化作用、美容効果 高血圧、便秘、ストレス、精神不安定、ガン、自律神経異常、汗の出すぎ、食欲減退、体温低下、眠気、だるい、低血圧、不眠、手足の冷え、壊血病、動悸、活力低下、多動症、骨、自閉症、アレルギー、インフルエンザ、感染症、色素沈着、歯茎からの出血や炎症、歯茎の腫れ、傷が治りにくい、シミ、ソバカス、肌荒れ、免疫機能低下、体の抵抗力低下、血糖値、疲れやすい、風邪をひきやすい、気力低下、体力低下 ※加熱、たばこに弱い。水溶性
ビタミンD＝骨の成長維持 クル病（小児）、軟骨化症、虫歯、筋肉が弛む、骨粗しょう症、肝臓異常、イライラ
ビタミンH（ビオチン、補酵素R） ＝炭水化物、脂質、タンパク質の代謝 便秘、湿疹、皮膚炎、結膜炎、抜け毛、白髪の増加、疲労感、憂鬱感、筋肉痛、貧血 ※卵の白身の生を大量に食べると体に吸収されにくくなる。水溶性
ビタミンE（トコフェロール）＝体の老化を防ぐ 高血圧、動脈硬化、過酸化防止作用の低下、老化、脳卒中、血行、コレステロール、心臓病、狭心症、心筋梗塞、血栓、頭痛、筋萎縮症（筋ジストロフィー）、心筋梗塞、不眠、不妊、息切れ、生理不順、脳機能の低下、脳浮腫、脳腫瘍、冷え性、精力減退、ストレス、シミ、肝臓病、自律神経失調、肌荒れ、赤血球減少、体温低下、性欲減退、関節炎、腰痛、肩こり、貧血、妊娠中毒、早産、リウマチ、生理痛、疲労感、炎症、腫れ、ボケ、副腎機能低下、生殖障害、筋肉障害、しもやけ、耐久力低下、頭痛、流産、ガン ※熱、氷点下の温度に弱い。環境汚染を受けやすい

ビタミンK（メナジオン）＝血液の凝固を支える 高血圧、便秘、血液凝固性障害、骨粗しょう症、鼻血、下痢、大腸炎、内出血、乳児の脳内出血
コリン＝細胞膜の構成 高血圧、動脈硬化、肝硬変、脂肪肝、更年期障害、心臓病、脳卒中、高脂血漿、成人病、脂肪を溶かせない、中性脂肪、アルツハイマー、コレステロール、自律神経失調症、糖尿病、神経衰弱、新陳代謝異常、記憶の低下、血管拡張できない、イライラ、鎮静作用、脳の活性、肝臓解毒障害 ※アルコールに弱い。水溶性
ルチン＝血管を強化 動脈硬化、コレステロール、高血圧、狭心症、脳卒中、心筋梗塞
リノール酸＝飽和脂肪酸の燃焼 細胞の酸化、コレステロール、毛髪障害、新陳代謝障害、老化,皮膚炎
葉酸（ホオラシン、ビタミンM） **＝タンパク質の代謝、赤血球を作る** 人間的な性格の問題、悪性貧血、口内炎、下痢、胃炎、腸炎、流産、動悸、奇形になる、母乳が出ない、巨赤芽球性貧血、造血作用低下、脳形成不全、神経過敏、発育不全、皮膚炎、動脈硬化 ※水溶性

■表2　ミネラル（20種類）

ヨード（ヨウ素）＝体の代謝を支える 脂肪燃焼、甲状腺ホルモン異常、思考力低下、疲れやすい、新陳代謝異常、血中コレステロール、脳性麻痺、言語障害、精神障害、発育不良、皮膚炎、老化、毛髪異常、動脈硬化
セレン（セレニウム）＝硬化を防ぐ 抗酸化作用、血管の成長、肝臓ガン、食道ガン、小腸ガン、老化、糖尿病、直腸ガン、舌ガン、胃ガン、排泄器官ガン、咽頭ガン、リンパ節ガン、皮膚ガン、腎臓ガン、子宮ガン、乳ガン、甲状腺ガン、肝臓障害、心筋症、心臓病、生理機能、不妊症、精力減退、前立腺異常、男性不妊症、ホルモン異常、免疫力、更年期障害、白内障、動脈硬化、肝硬変、発育不全、すい臓機能低下、肝臓機能低下、消化機能低下、貧血 ※過剰摂取に注意
コバルト＝B12の成分となる 高血圧、体温低下、大脳硬化症、思考力低下、頭痛、冷え性、血液が造れない、悪性貧血、老化
鉄＝体の組織へ酸素を補給 高血圧、冷え性、貧血、頭痛、動悸、イライラ、体温低下、骨粗しょう症、老化、思考力低下、神経過敏、赤血球の減少、下痢、便秘、首筋の凝り、疲れやすい、子宮筋腫、肩こり、月経時出血量が多い、集中力、記憶力低下、息切れ、めまい、言語の理解低下、食欲不振、認知機能低下、学習能力の低下、乳児の発育の遅れ

亜鉛＝成長や健康の維持、遺伝子活動に大切

糖尿病、精力減退、不妊症、思考力低下、神経障害、抜け毛、月経前緊張症候群、ストレス、記憶力低下、うつ病、皮膚炎、情緒不安定、インシュリン分泌異常、動脈硬化、味覚障害、小人症（成長障害）、少精子化、脳障害、性機能低下、老化、免疫力低下、肌の老化、ふけ症、肌荒れ、聴覚障害、ガン、新陳代謝、爪に斑点、ホルモン生成の低下、傷の治りが遅い、粘膜異常、知能低下、視力低下、風邪をひきやすい、感染症，ウィルス排除能力低下、嗅覚障害

マンガン＝骨や体の組織機能を維持

骨の発育不良、性機能低下、不妊症（生殖能力低下）、糖尿病、コレステロール増大、愛情能力低下、関節炎、老化、脳障害、てんかん、神経障害、動脈硬化、運動神経失調、思考力低下、骨粗しょう症、人間的な性格の問題、甲状腺ホルモン異常

クロム（クロミウム）＝糖や脂質の代謝

糖尿病、動脈硬化、中性脂肪、体脂肪、心臓病、疲れやすい、脂質代謝異常、血糖値、コレステロール、高血圧、神経障害、インシュリン分泌異常、歯茎の健康異常、視力低下、にきび、肥満

銅＝鉄の働きを助ける

高血圧、冷え性、貧血、老化、思考力低下、白髪、関節炎、不妊症、骨、毛髪異常、骨粗しょう症、コラーゲン生成異常、脳障害、免疫機能低下、心筋梗塞、動脈硬化、血管の弾力、心臓の衰弱、皮膚や髪の色が悪くなる、慢性関節リウマチ、皮膚炎、動静脈瘤、脳梗塞、活性酸素

マグネシウム＝酵素作用の活性化と神経系に必要 精力減退、筋肉収縮、老化、思考力低下、多動症、神経異常、興奮状態、自閉症、落ち着きがない、てんかん、消化不良、金縛り、月経前緊張症候群、集中力、うつ、ゼンソク、充血、けいれん、人間の性格異常、ストレス、体温調整、不整脈、心臓病、イライラ、動脈硬化、血圧異常、狭心症、骨、充血、中性脂肪、こむら返り、脳梗塞、心筋梗塞、血液循環異常、胃腸障害、血糖値 ※ストレスにより尿から排泄される
カルシウム＝骨を作り、神経系、筋肉系の働きを司る 高血圧、甲状腺ホルモン異常、便秘、性ホルモン異常、胃炎、十二指腸炎、冷え性、忘れっぽい、自律神経異常、自殺志向、情緒不安定、眼がかすむ、骨の形成、動脈硬化、神経障害、新陳代謝異常、不眠症、肩こり、低血糖、頭の混乱、心臓病、集中力がない、劣等感に悩む、老化、キレやすい、暴力的、忍耐力がない、イライラ、落ち着きがない、自閉症、不整脈、思考力低下、神経の緊張、頭痛、けいれん、うつ、痴呆症、通風、月経前緊張症候群、骨折、消化不良、アルツハイマー、近視、アレルギー、虫歯、腰痛、痔、免疫低下、気が短い、骨粗しょう症、虚弱体質、糖尿病、筋肉の収縮異常、出血、歯が弱くなる
硫黄（イオウ）＝糖質や脂質の代謝、有害物質解毒作用 髪の栄養低下、肌の色艶、肌荒れ、湿疹、脱毛、眼の輝き、糖尿病、しみ、解毒作用、爪、糖質や脂質の代謝異常
リン＝骨の構成、糖質代謝 骨の発育異常、骨軟化症、くる病、細胞成長異常、細胞膜、代謝異常、歯、炭水化物代謝異常、骨折 ※過剰摂取に注意

カリウム（ポタシウム）＝心臓や筋肉の機能調節

高血圧、便秘、腎臓病、肝臓病、心臓病、心臓発作、疲労感、思考力低下、ストレス、記憶力低下、骨、糖尿病、脈拍異常、骨粗しょう症、消化不良、無筋力症、腸閉塞症、心筋収縮、夏バテ、むくみ、下痢、反射神経低下、ホルモン異常、老化、脳、脱力感

※水溶性

ナトリウム（ソディウム）＝神経伝達機能、体液のバランス

神経の刺激伝達、胃腸分泌、腸の消化活動低下、血圧異常、食欲不振、筋力低下、日射病、腎臓病

※過剰摂取に注意（食塩は1日10グラム以下）

塩素＝植物の殺菌、膵液の分泌、胃や血液中のprバランスを整える

※過剰摂取に注意

モリブデン＝尿酸の代謝

尿酸代謝障害、不妊症、貧血、ガン（食道）、生殖機能低下、腸内細菌増殖、疲労、発育不全

フッ素＝骨や歯の形成異常、虫歯

ケイ素

不眠症、脱毛、老化、髪が細くなる、爪が割れる、動脈硬化、血管がもろくなる、皮膚炎、骨の形成異常、高血圧、関節炎、腱が切れる

ホウ素（ボロン）＝骨の形成と維持に必要

新陳代謝異常、骨粗しょう症

臭素＝新陳代謝異常

表3　アミノ酸（8種類）

イソロイシン＝成長促進、神経機能の補助 精神障害、成長障害、肝硬変、グリコーゲン、分泌障害 ※体内でまったく合成されない
ロイシン＝肝臓機能の正常化 代謝障害、成長障害、肝臓機能障害、肝硬変 ※体内でまったく合成されない
リジン＝脂肪燃焼に必要 低タンパク症、血球減少、吐き気、骨や歯の虚弱、成長不良、栄養失調症、知能障害 ※体内でまったく合成されない
メチオニン＝リン脂質の代謝、肝臓の機能を助ける 肝臓障害、アレルギー、二日酔い、栄養失調症、成長不良、知能障害、腎臓障害、筋の収縮、ガン、アルコール解毒障害 ※体内でまったく合成されない
フェニルアラニン 先天的代謝異常症、精神薄弱児
スレオニン（トレオニン） 代謝障害、発育不良 ※タンパク質を穀物から摂取すると不足する
トリプトファン＝神経伝達物質、松果体で睡眠誘導ホルモンのメラトニンに変わる 自律神経異常、学習能力、不眠症、うつ病、鎮静作用、胃炎、十二指腸炎 ※体内で合成されない
バリン＝血中窒素のバランス調整、タンパク質同化作用 発育不良、肝臓障害、肝硬変、筋肉代謝異常、体重減少（ダイエット効果ではない） ※体内でまったく合成されない

便秘の治し方

太っている人は腸に問題がある可能性が高い。

毎日お通じがあっても、その量によっては、けっして便秘でないとは言い切れない。健康な「便」は水に浮く。それは腸内できちんと必要な栄養が吸収された証しで、発酵した状態になるために、重量が軽くなるから浮くのである。「便＝たより」と書くように、便は体の健康を計る便りなのである。

成人病といわれる糖尿病や高血圧、ガンの人は胃腸の働きが弱く便秘症であるという。腸内に宿便《しゅくべん》が溜《た》まっていると、通常でも吸収力の弱いミネラルは、ほとんど吸収されず、代わりに毒素（アンモニアなど）が腸内に発生して腸壁《ちょうへき》から吸収され、血液に混じる。だから、腸の問題は現代病の「血液の病気」に大きく関連しているといえるのだ。

では、「便」は出ていればよいのだろうか。

一般的に便秘に悩む人が多く、あらゆる手段や工夫をしているようである。

便秘の治し方は三つある。

まず一つ目は「薬」を使う方法。

一番簡単で便利だが、薬はだんだん効かなくなる傾向がある。腸が腸の働きをせず、動いていない腸を本来の動きではない状態で無理に動かすのが「薬」である。急性の症状の場合には非常に役に立つが、薬を使っても腸自体が動いていない事実は変わらない。毎回、無理に動かし引っ張られることで、腸は異常事態を起こしていくのである。

二つ目は「食物繊維」でかき出す方法。

現代人は食物繊維不足なので当然しっかりと取る必要があるが、「腸を働かす＝蠕動《ぜんどう》運動」という意味では、腸自体が健康になっているわけではないために、繊維類を食べたときにだけ出るという手段になる。

三つ目は「微量栄養素であるビタミン、ミネラル」で出す方法。

ビタミン、ミネラルは、細胞自体を元気にしていく。腸も細胞の集まりであるため、そのひとつひとつの細胞が健康であれば、腸は腸の役割をきちんと果たすのである。

薬で出す方法も、繊維でかき出す方法も、結果は「便を出す」という意味では同じように思えるが、長い目で見ると健康になるのが目的（薬もいらない状態）ならば、腸に栄養を与え、自然に便が排泄できるようになるのが一番いい。したがって細胞にビタミン、ミネラルをしっかりと補給することが便秘の解消には一番いい方法といえるのだ。

また、よい品質の食材を食事で取り入れても、体の吸収力が弱ければ、栄養は取っていない状態と同じ結果になる。少しでも吸収をよくするためには、「腸をきれい」にして「便秘をしない」こと、普段から「充分に噛む」ことは非常に大切である。

糖尿病も代謝異常！

表面的な症状の消失、あるいは緩和を主目的とする治療法を対症療法といい、一般にこの治療方法を続けることはあまり望ましくないとされている。また、対症療法に対し、症状の原因そのものを抑制する治療法は原因療法という。

糖尿病の例をあげるが、糖尿病も一言でいえば「代謝異常」である。重症な人はインシュリン注射を打って対応するが、残念ながらこれは対症療法であり、原因療法ではないのだ。

糖尿病はホルモン不足により引き起こされるが、このホルモンは膵臓《すいぞう》で作られている。膵臓は食べ物を消化させる酵素《こうそ》を作っているが、これとは別に「ランゲルハンス島」という島状の細胞が散らばっていて、この組織からインシュリンというホルモンが分泌されている。

通常、インシュリンは血液に含まれる糖の量で調節され分泌される。血中に含まれるブドウ糖（血糖）の濃度が低下しすぎると、人間は死んでしまうのだ。

濃度が高くなれば、ランゲルハンス島からインシュリンが分泌される仕組みになっていて、そのインシュリンの役割は、糖が脂肪細胞に貯蓄されることを抑え、糖が肝臓でグリコーゲンに変わるように作用し、さらに脂肪とタンパク質の新陳代謝を促進する。

インシュリンが不足すると、血中の糖が筋肉や脂肪組織に送りこまれなくなるので、血液中に残り、尿に糖分が混じり出てくるのである。

インシュリンが不足したら、体はたちまち困ってしまうので、対症療法としてインシュリンを体に入れるが、一度インシュリンを外から助けてもらうと、「ランゲルハンス島」はもうインシュリンを分泌しなくてもいいのかと、分泌しようとしなくなるのだ。この繰り返しにより、インシュリンを打ち始めた人のほとんどは、ずっと打ち続けることになってしまうのである。

膵臓もランゲルハンス島もすべて細胞でできている。

とくに糖尿病はセレン、亜鉛、カリウム、コリン、硫黄と酸素などの不足が考えられる。細胞にしっかりと微量栄養素を与えることで原因療法となり、膵臓もランゲルハンス島も自分の役割をしっかりと思い出し、時間はかかっても働きだす可能性はあるのだ。

高血圧も同じく代謝異常⁉

高血圧の人も同じことが考えられる。

高血圧の人が血圧を下げる薬を使うと、当然、血圧は下がる。これは対症療法である。血圧の正常な人でも、この薬を使うと、当たり前だが下がり過ぎる。血圧の異常に関係なく、薬は血圧を下げることだけが目的なのである。

血圧異常とは、血液がドロドロの状態（微量栄養素不足による）で血管壁《けっかんへき》もヘドロ状態で汚れていて、まるでストローの中にトマトジュースを流したように通りにくくなっていると考えられる。これをなんとかスムーズに通そうと心臓のポンプで「押す」ことにより、心臓の送りだす血液量（心拍出量）と、末梢《まっしょう》の細かい血管の血流の抵抗（全末梢抵抗）が多くなり血圧が高くなるのだ。

薬を使うと血圧は下がるが、これは血液がサラサラになったわけでも血管壁がきれいになったわけでもなく、一時的に血液を通しやすくするために血管を広げたのだ。薬の効果が切れてくると血管はもとの幅に戻ってしまう。それによりまた血圧が上がるので薬を使い血管を広げる。この繰り返しにより、血管に無理が生じて恐ろしい病気になってしまうことが多いのである。

健康で薬もいらない状態になるのが目的なら、ドロドロの血液をサラサラにすること、血管壁をきれいに掃除することで血圧は正常になる。とくに高血圧はコリン、ルチン、ビタミンC・E・B12・K、カリウム、カルシウム、鉄、マグネシウム、クロム、銅、ケイ素、コバルトと酸素の不足が考えられる。

結局、血液をサラサラにできるもの、血管壁をきれいにしてくれるものは、やはり微量栄養素であるビタミンとミネラル、酸素ということになるのだ。

栄養素は単体では役に立たない

46必須栄養素の図（64ページのあとのカラー別紙参照）には、黄色の線と赤い線がそれぞれの栄養素とつながっているのがわかる。

亜鉛を例にとると、亜鉛から黄色い線で結ばれているのがマンガンと鉄である。亜鉛はそれらといっしょに取らないと吸収されない。さらに、赤色の線でつながれている銅やコバルト、ビタミンAがいっしょに入らないと、吸収されても役に立たないのである。この図はそういった意味でも、「栄養素は単体では役に立たない」ということを表わしていて、不足した栄養素があった場合、それらに関連した症状（不定愁訴や病気）を体に信号として出すのである。

食材で昔はしっかり取れていた「命の源《みなもと》」である栄養素のビタミンとミネラルが、今後も減り続けることが予想されるため、最近ではそれらを補助する健康食品や栄養補助食品がたくさん売られるようになった。実際、私たちが健康を最低限、維持するためには、普段から食生活にプラスするしかないのである。

選び方のコツは、含まれている成分の栄養素が「単体のみ」ではないこと、また、それぞれ必要なつながりのものが同時に含まれているかを確認することである。

健康食品や栄養補助食品を実際に使った人が、体験をもとに「凄いよ！」と教えてくれることがある。そして、「肩こりがよくなった」「○○によかった」と説明されるが、変化があった人もいれば、なかった人もいる。

なぜそういうことが起こるのかというと、肩こりを例にとっても、人によっては鉄の不足で肩こりが信号として出ている場合もあるし、カルシウム不足による場合もある。またビタミンB5が減って信号として出ている場合もあるのだ。

「肩こりがよくなった」と言われるその人が使った栄養補助食品は、鉄とそれに関連する栄養素が入っていて、カルシウムやビタミンB5が入っていなくても、肩こりの原因がもともと「鉄不足」によるものであったら、たしかに「鉄が補充される」ことで症状が軽減されるはずだ。同じ栄養素が減っている同じ症状の人にたまたま教えてあげることができたら、きっと喜ばれるだろう。

しかし、薦められた人の肩こりが鉄不足によるものではなく、ビタミンB5不足によるものであった場合、その製品をいくら使っても「変化なし」ということになる。微量栄養素の何が減って今の症状が出ているのか、自分でもわからないことを、お医者様でもない他人がわかるはずがないのである。

それこそ46の必須栄養素が最低限すべて入っていて（なかには微量栄養素が100以上入っている優れものもある！）、つながりのある栄養素がバランスよく補給でき、それぞれの微量栄養素が活性（イオン化）されているものであれば、すべての人に必要となり、「合う、合わない」ということがなくなる。

ちなみに活性化されていなければ、腸から吸収しないで体の中を素通りして排泄されてしまう。活性化されているものは水の中に入れると強いアルカリを示すのも特徴である。

このようなものを選んだうえで、自分の症状では何が不足しているのかを理解して不足を補うようにすれば、今の症状を軽減できる可能性はたしかにある。

46必須栄養素がすべて入っていて、しかもその中には有害となりうるものをしっかりと排除しているもの、そして強化しないといけない栄養成分も人によって違うので、さらに足していくことができる種類を販売会社が扱っているところを探すといい。

栄養補助食品は基本的にハーブ、きのこ類など自然界のもので作られている場合が多いが、自然界のものの体への吸収率は通常７～８％ぐらいで、キレート状という光合成をしっかりと起こしたものでも40％が限界とされている。

ただし「フルボ酸」という自然界の成分を一緒に取り入れると、ミネラルのかたまりである金属結合を小さく分解できるため、体内吸収率を90％以上にできるのだ。そういった良質のものは栄養補助だけではなく、新陳代謝を正常に起こそうとする。

ただ誤解のないように、栄養補助食品は私たちの食べ物に本来含まれているものが不足しているから「補充する」と考えるものであり、毎日の健康維持のために使うものだ。「いつまで補充すればいいですか」と聞く人には、「いつまで食事（栄養素）が必要ですか？」と答えるようにしている。

今かなり栄養素が不足している人は、健康な人より必然的に毎日の補充量が多くなる。

■図4　薬と栄養素

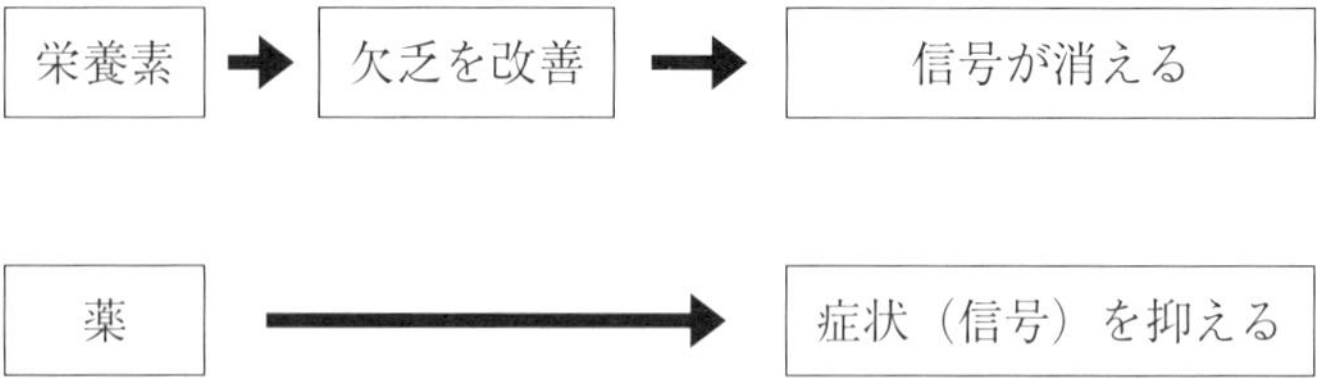

体の構造上、数日補充したからといって、すぐにそれぞれの栄養素が満タンにはならないのだ。健康な人ですら栄養素は毎日不足しているため、不定愁訴が出ないように補充していく必要がある時代なのである。

すでに病名がある人が病院から出ている薬を「代替」と言って勝手にやめて、補助食品だけで効果を期待するのは大変危険である。あくまでもサプリメントは「食べ物」として、薬と併用しながら医師の診断を受け、いずれ薬がいらなくなる補充のしかたをされるのが賢明である（図4参照）。

体質は「食伝」

体は60兆個の細胞でできていて、そのひとつひとつに栄養素（ビタミン、ミネラルなど）と酸素がしっかり入っていて、有害なものに冒されていなければ健康体を維持することができる。その健康な細胞を作るのは、もちろん「食べ物」である。

私は以前、あることを知ったきっかけに、46必須栄養素を取り入れるための食事作りを徹底したことがある。それは、昔「ぽっくり病」というのが日本で流行り、昨日まで元気だった人がいきなり亡くなるという不思議な病気を聞いたからだ。統計での結果、亡くなった人には、面白い共通点があったのだ。

40代から50代の男性で、忙しい人に非常に多かったこの「ぽっくり病」。食生活がよく似ていて、朝はパンとコーヒーを飲んで、昼は店屋物、夜は残業で遅くなったらいつもの焼鳥屋で一杯飲んで、家に帰ってお茶漬け……。46必須栄養素がほとんど取れていないではないか！

46必須栄養素は何か一つでも欠けてゼロになると、人間は生きていくことはできないのである。「昨日まであんなに元気だったのに……」という言葉でさらに考えさせられたことは、「元気と健康は違う」ということだ。

厚生省は健康維持に必要な46必須栄養素を取り入れるためには、「30品目を毎日食べなさい」と言っている。私もやってみた。わかったことは、30品目の食材を手に入れるのにお金がやたらかかるという結果。そして、手間がかかり時間をとられ……2カ月で断念してしまった……。

しかも手間をかけても、料理方法によって素材の必要な栄養素を壊している事実を知ったのである（表1、50ページ参照）。

食材の選び方一つとっても、魚は現在、水銀汚染などの心配があるので成長までに一年以内で育つもの（たとえばイワシ、アジ、イカ）を食べたほうが安全だとか、そのほか水の汚染とか酸性雨とか、農薬、添加物のことなど……昔には考えなくてもよかったことが今はたくさんあり過ぎて、どうやって健康を守ればいいのか、ストレスが溜まって余計病気になりそうだった。

「病気は無知から」ということも、そのあと知った。さまざまな知識を入れると、健康の守り方は案外簡単だった！

食べるものは、今は避けられない。食べたあと、できるだけ早く代謝を起こして「出すこと」、これには微量栄養素が本当に役に立つ。そして知識を入れて食材の選び方を知ること、さらに血液を汚すものを、家庭において使わないことを徹底すればいいのだ。

私たちの食べ物と体の関係は図5の公式になっている。

この公式からいうと、「体質」は「遺伝」ではなく「食伝」である。どうして家族に同じような病気の人が比較的多く出るのかというと、同じものを同じ食卓で食べてきた歴史

■図５　私たちの食べ物と体の関係

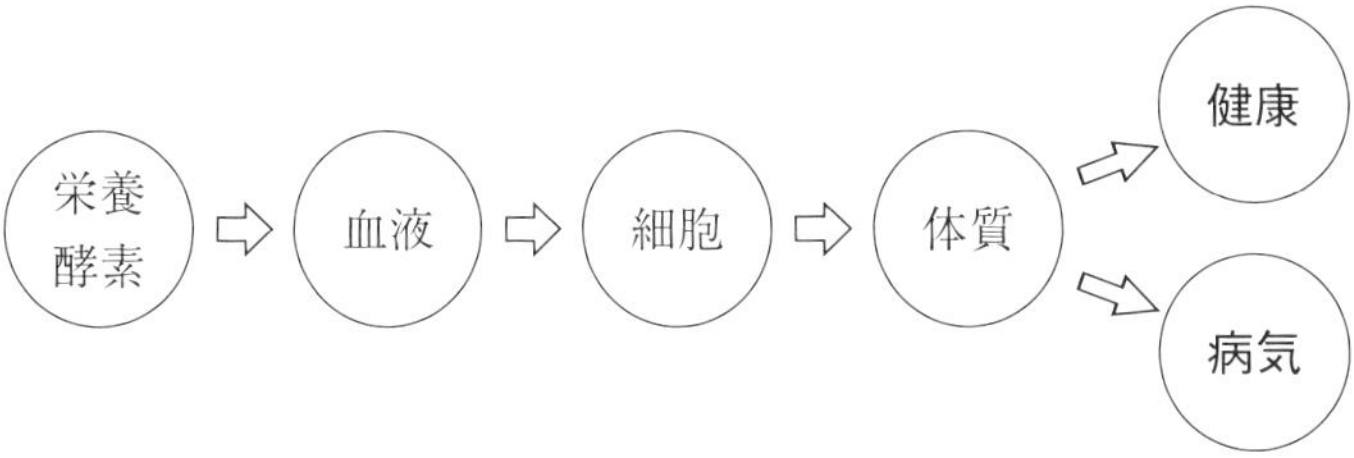

があるからなのだ。

私の家系は、太っている人が多い。母も「結婚する前は太っていなかった」と言い、父はそんな母に「結婚サギ」と言うが、父も若いころとは別人のように太っている。私の姉も昔は「ホネカワスジエモン（骨皮筋衛門）」と呼ばれるぐらいに痩せていたが、今は見る影もなくしっかり太っている。それぞれ太った理由があるにしろ、結果として太っているのだ。年をとったら私の家系は皆、「太る」と思っていた。

母が食事を作ると、かならず数種類のおかずがあった。父と私が好きなもの、母と姉が好きなものを作るからだ。同じ食卓で食べていても、食べているものが基本的に違った。私と父は油物が好きで、母と姉は穀物系が好き。父は昔から腰痛や肩こりがあり、その後、心臓病という病名がつき、脳梗塞で倒れた。

ある日、娘の保育園の参観で、みんな首にかわいいカードをぶら下げていた。大好きな食べ物を書いたカードだ。１位から3位まで書いていて、「いちご」「ケーキ」「アイスクリーム」「クッキー」など、それぞれ可愛らしい。

そして、わが娘のカードを見た私は絶句した。

「あぶら～」「しお～」「からあげ～」……。

先生いわく、「菜々子ちゃんに『ケーキとかアイスクリームとかはどうなの？』と聞いても『あぶらのほうが好き～』と言っていましたから、しかたがなく……」と申し訳なさそうに言われたのだ。血は争えない……。将来、父のような病気になっては困る……と真剣に考えさせられた日だった。

病気になっても好きな食べ物をやめられなかった私の父は、ミネラルとビタミンの微量栄養素を入れてから、味覚が変わったかのように、食べるものが変わっていった。昔は野菜が苦手だった父が、野菜を「美味しい」と言って食べているのだ！

添加物や有害な成分を食べ続けると、本来必要なビタミン、ミネラルを体は嫌うようになる場合が多い。体が悪くなればなるほど、味覚は正常ではなくなってしまうのである。

好きな食べ物を偏った状態で食べ続けていくうちに、体のバランスが崩れてくる。そのうえ、もっと偏った食べ物を体は要求するのだ。ラーメンばかり食べたいとか焼き肉ばかり食べたいなど、同じものばかりを食べたくなる味覚や体の状況も、やはり栄養不足といえる。

味の濃いものを好んで食べるのも、栄養不足からくる味覚不良である。最近、チャーハンにソースやしょうゆをいきなりかけて食べる子どもをよく見かける。サンドイッチのパンの間を一枚一枚めくり、塩を順番にかけないと気がすまない人もいる。

味覚不良になると塩分や糖分を取り過ぎてしまい、血液の状態を悪くする。

味覚不良の原因は、「栄養不足」である、そして舌の表面のミライ（味蕾）という味を感じる細胞の機能低下を起こす。それにより「塩辛い」「甘い」などの感覚が鈍り、より塩辛く、より甘く……と求めてしまうのだ。

そのほか、ミライの機能低下の原因には、合成界面活性剤であるアルコール系の歯磨き剤やマウスウォッシュの影響が考えられ、味覚を感じるミライを表面から破壊する。歯磨きをしたあと、すぐ食べ物を口にすると「味が違う」ことがあるが、それが歯磨き剤によるミライの機能低下なのだ。歯磨きは毎日の習慣である人がほとんどだからこそ、頻繁にミライを破壊させることは、「修復する暇がない」ということになる。それにより味覚が戻らず、濃い味でないと美味しく感じないという結果を招くのである。

まずはミライを破壊させる歯磨き剤を使わないようにすることと、ミネラルとビタミンを入れてバランスをとってあげることで、今まで美味しいと思わなかった「体に必要な食べ物」が美味しく感じられ、添加物などの味まではっきりとわかってくる場合が多いのだ。

体質は遺伝ではなく、今までの食生活や生活習慣そのものが影響しているのである。病気に関しては、家族の誰かが「ガン」だったからといって、絶対に全員が「ガン」になるわけではない。同じようなものを食べてきた歴史と生活習慣から、ガンになる可能性が高いわけで、「体は新陳代謝をする」ということを利用して、今から健康な体作りをしていくために、口に入れるものをいいものに変え、生活習慣を改めていけばいいのである。

血液が冷えるとダイエットはむずかしい!

ついでにガンのことで触れておくと、「五臓六腑《ござうろっぷ》」という言葉があるが、五臓とは心臓、肝臓、脾臓、肺、腎臓の5つである。このうちガンにならない臓器が2つ存在する。それは、心臓と脾臓《ひぞう》。そういえば、心臓ガン、脾臓ガンって聞いたことがない!

体温計で測る体温より血液の温度は通常、1度高い。心臓と脾臓はつねに血液が通っている場所ということでさらに1度高く、体温計で測る体温より2度高いことになる。血液は通常37度を保っているが、ガンは37度以上の臓器の場所では発生しない。

さらに、ガンが嫌うものはビタミンとミネラルである。

冷え性の人は何が冷えているのか、当たり前だが血液が冷えているのである。当然、血液が37度以下になっているということなのだ。

比較的に病気は、冷えている人ほど起こりやすい。血液が冷えると新陳代謝も悪くなるので、理論的にも冷え性の人ほど理想的なダイエットはむずかしくなるということになる。冷え性の人はビタミン、ミネラルを通常の人よりもしっかりと補給しないといけない。

ちなみに体を温めるためには、皮膚の外側をいくら温めても血液は温まらない。体を「温泉卵」のように内側から温めることが必要なのだ。血液が温まる簡単な方法は、46必須栄養素をしっかりと毎日取ることなのである。

食べ物には、陰と陽がある

食べ物には「陰《いん》」と「陽《よう》」があり、一般的に土の上に生えるものを「陰」と呼び、それらを食べると体を冷やす。また、土の中に生えるものを「陽」と呼び、それらを食べると体を温めるという。この陰陽のバランスで体は成り立つ。

体を冷やす「陰」のものばかり食べると、むくみ、たるみ、肌荒れ、小じわ、シミ、毛髪異常、貧血、頭痛、めまい、肩こり、不妊症、冷え性、老化などが注意信号として出て、痩せても「やつれた」感じになるのだ。

簡単にいうと、ほうれん草やキャベツ、果物も土より上にできるので、例外はあるが体を冷やす「陰」のものということになる。

逆に、ジャガイモやにんじん、ごぼうなどは土の中でできるので、食べると体を温める「陽」のものとなる。根菜類ばかりで「陰」である野菜を取らないと皮膚炎、精神異常、アレルギー、不眠、うつ症状などが体に現れる。

やはり、つねにバランスよく食べることが私たちには大切なのだ。

では、「陰」である葉野菜を温めて食べたらどうなるか……。

ビタミンは熱に弱く、温めるとそのビタミンは壊れる場合が多い。ちなみに根菜類は熱に強いので、温めて食べるといいが、その温め方が「電子レンジ」であるとすれば、温めるまでは食材であったものが、「チーン」と出てきたら酸素を奪われた、ただの物質になっている。

人間の健康な体の細胞はビタミン、ミネラル、酸素が満タンに入っている状態であるため、酸欠状態の食べ物を食べると、細胞の酸素を次々に奪い、体はどんどん酸化され、活

■表4　体を冷やす原因

食べ過ぎ 消化のために大量の血液が胃に集まる。食べ過ぎると消化に時間がかかり、各器官や細胞の血液が少なくなる時間を増やすため、体温が低下する。
体を冷やす食べ物を年中取っている 水、酢、お茶（緑茶）、コーヒー、ジュース、コーラ、牛乳、ビール、（葉物）生野菜、きゅうり、果物（りんご、ドリアンを除く）、カレー、パン、バター、マヨネーズ、油、白砂糖、化学調味料、医薬品などは血液を冷やす。
運動不足 筋肉からの産熱量は非常に多く、それらは下半身に集中している。下半身を使わない生活習慣により産熱量が減り、体温が低下する。
冷房 人間は本来、体温調節ができるようになっているが、夏に体を過剰に冷やすことで体温調整を鈍くする。
ストレス ストレスにより血管の収縮が起こり血行を悪くするため、体温が低下しやすい。
入浴法 一般家庭の浴槽は体の外側だけが温まりやすく冷えやすい。 シャワーのみでの入浴はさらに血行を悪くする。 追い打ちをかけるのが石油系の入浴剤である。

性酸素が増えることで、老化、ガン、アレルギーなどのきっかけになってしまうのだ。

以上でおわかりのように、ビタミン、ミネラルはバランスよく同時に入れることが重要で、しかも調理方法も大切なのである。

知識を入れることと、ちょっとひと手間をかけることで、少しでも代謝がよくなり、健康も守れるのである。

菜食主義ダイエットの欠点

菜食主義の欠点は、キャベツ、にんにく、玉ねぎ、大豆、ピーナッツなどを多く取ると、甲状腺ホルモンの働きを鈍くしてしまうことである。

甲状腺ホルモンの働きは「脂肪を燃焼させる」こと。本来、その働きを助けるミネラルは「ヨード」で、海水に含まれているが、残念ながら今の食塩は純度の高い塩化ナトリウムのため、ミネラルはほとんど含まれていない。

しかも、菜食主義ダイエットの最大の欠点は、動物性食品に多く含まれているビタミンB12が不足することである。通常であればめったに不足することのないビタミンB12が不足すると、貧血、めまい、動悸、体がだるいなど、造血に支障が出る場合が多いのだ。

せっかくカロリーを減らして痩せようと菜食主義で努力をしても、逆に痩せにくく、そのうえホルモンバランス異常や体の異常が起こってしまうという結果を招くのである。

太っている理由の一つに「ホルモンバランスの崩れ」があるが、それはホルモンの分泌異常により肥満（とくに糖尿病）として体に異常を起こす。これは中枢機能異常ともいい、結局は代謝異常である。今まで食べてきた量を極端に減らすとホルモンのアンバランスが起き、シミ、ソバカスなどが増えたり、急性の副腎《ふくじん》皮質《ひしつ》機能不全症での死亡例もあるというので注意が必要である。

リバウンドを起こさないために

私たちの痩せる理由は、見た目をよくするためだけに意識をかけてしまうと、食事の量だけを減らすということになりがちである。それによって通常の一食でも不足しているミネラルやビタミンまでさらに不足させてしまうのである。

46必須栄養素が何か一つでも欠けてしまったら、命にかかわるのだ。

なんとか我慢して食事量を減らしたとしても、体に不足した「ビタミン、ミネラルを一気に補給したい」と反応する。それにより今まで以上に食べ物を口に入れたくなり、リバウンドという状態が起きるのである。

「健康的にきれいに痩せる」には、いかにビタミン、ミネラルの補給量を増やすか、カロリーとなるものをいかに減らすか、このバランスが正常であれば可能なのだ。体の原理をうまく利用して痩せると、苦しい思いをして痩せる必要はなくなる。体の原理に逆らって辛抱しながら行うダイエット方法は、長い目で見たときに失敗してしまうことが多いのである。

タンパク質、ミネラル、ビタミンを取り過ぎたらどうなるのか……。

じつは、余ったものは体の外に排泄される仕組みになっている。基本的には、よっぽどでない限り、取り過ぎて困る現象は起こらないと考えられる。逆に少ないと、体から信号が送られてきて、痛みや違和感、ひいては病気として「減っている」と知らせてくれるのだ。

まだ、炭水化物と脂肪は、余分になると体内から排泄されず残ってしまうので「太る」のである。

ミネラルは、なぜ必要？

ミネラルがないと、ビタミン類は働かなくなる。ミネラルは体液の状態を調節していて、血流に栄養素が入り込むのを許したり、抑えたりしている。したがって、ミネラルが不足すると栄養素が有効に働かなくなる。

血液の凝固は、ミネラルの働きによって調整されている。だから、切り傷などを受けたさいにミネラルが欠乏していると、治りにくくなる。

血液中のミネラルには殺菌作用があり、身体中に抗ウィルス性を作りだしている。

栄養素を大きく分類すると、

①カロリー栄養素（熱量素、多量栄養素）

②代謝栄養素（微量栄養素）

の2つに区分できる。

カロリー栄養素は体内において燃焼し熱を発生する物質で、動物はこのカロリーによって運動をし、細胞の新陳代謝を進めることができる。カロリー栄養素は、おもに脂肪、炭水化物で、これらの特徴は量が多いということ。一応の健康状態であれば、カロリー栄養素の不足で病気になることはない。

代謝栄養素というのは、タンパク質（必須アミノ酸）、ビタミン、ミネラルのことで、これが欠けるとたちまち病気になる。

代謝栄養素（微量栄養素）をさらに分類すると、

①必須栄養素

②非必須栄養素

の2つに分類できる。

必須栄養素は、1つでも欠けるとたちまち代謝に異常がおこる。そして、毎日一定量を食事としてとらなければならないという、大変重要なものである。それに対し非必須栄養素は、そのものを直接食べなくても体の中で合成できるものである。非必須栄養素の主力はタンパク質（アミノ酸）で、そのうち、必須アミノ酸（イソロイシン、ロイシン、リジン、メチオニン、フェニルアラニン、スレオニン、トリプトファン、バリンと長らく乳幼児期のみ必須とされてきたヒスチジンが、現在は成人も必須とされているので9種類）は食物として取り入れなければならない。。

準必須アミノ酸（アルギニン酸、チロシン、シスチン）は体内である程度、合成はでき

■表５　必須アミノ酸

イソロイシン	ほとんどの食べ物に含まれている。特に魚、肉、チーズに多い。
ロイシン	筋肉中でタンパク質の合成の手助けをする。また血糖値を安定させたり、断食中などで食べ物がないときにエネルギー源となる。 不足すると機能障害の原因となる。 動物性タンパク質、乳製品、カラス麦、小麦胚芽などに含まれている。
リジン	リジンは働き者である。腸からのカルシウム吸収利用を促進し助け、骨を作り、骨粗鬆症の予防をする。 またコラーゲンの形成を促す。コラーゲンは大切なタンパク質で、結合組織、軟骨、皮膚そして骨の基本母体である。リジンが不足すると成長が遅れ免疫力が低下する。 また尿にカルシウムが多くなり対外に排泄される。 魚、肉など動物性タンパク質食品に多く含まれるが、小麦胚芽、豆類、果物や野菜にも含まれている。
メチオニン	メチオニンが重要視されているのは、含まれている食品が限られているためである。 豆類には少なく、動物性タンパク質には含まれているが、ほかのアミノ酸に比較するとその含有量は少ない。植物性食品のとうもろこし、米などの穀物、ナッツ類に含まれている。 メチオニンは硫黄を含んでいるアミノ酸の一種である。その働きは皮膚や爪を健康に保つ。また抗脂肝物質として働き、肝臓や体に余分な脂肪がつくのを防ぐ。そのほかにも疲れを少なくする働き、銅の体内での量の調整をする。

フェニルアラニン	脳の障壁を通過できる数少ないアミノ酸で、直接脳に影響する。チロシンの前駆体（元の物質）として、脳の中でノレピネフィリンを作る。ノレピネフィリンは重要な神経伝達物質で、記憶、注意力、学習に大切なものである。ほとんどの食べ物に含まれているが、とくに肉類、乳製品に多い。
スレオニン	体の重要な構成物質であり、歯のエナメル、エラスチン、コラーゲンの形成に必要なアミノ酸である。また抗脂肝物質として肝臓への脂肪蓄積をコントロールする。小麦胚芽、ナッツ類、乳製品、卵には多く、豆類やタネ類にも含まれる。
トリプトファン	セロトニンの前駆体であるトリプトファンは気分や睡眠に影響がある。セロトニンの量はトリプトファンの摂取量と直接関係している。トリプトファンは抗鬱《うつ》効果があり、とくにＰＭＳ（月経前症候群）など生理の鬱に効果がある。多くの鬱患者はトリプトファンのレベルが低くなっている。卵や乳製品、ナッツ類やタネ類に含まれる。
バリン	不足すると神経システムの乱れ、ひきつけ、成長の遅れが現れる。いろいろな食べ物に含まれている。
ヒスチジン	特に成長期、子ども時代は食べ物から摂取しなくてはならない。ほとんどの動物性、植物性タンパク質に含まれ、とくに豚肉、鶏肉、チーズ、小麦胚芽に多く見られる。ヒスチジンは代謝に関係しているアミノ酸で、多くのアレルギーや炎症反応に関係するヒスタミンの生産を助ける働きをする。現在は成人も必須とされている。

準必須アミノ酸

アルギニン酸	大人は合成できるが、子ども時代、成長期、妊娠中、そしてストレスの多いときは食事から摂取する必要がある。アルギニンはタンパク質が分解されるときにできるアンモニアの代謝に使われる。また筋肉の代謝に必要な窒素を運ぶ働きもしている。このアミノ酸が不足すると、抜け毛、便秘、傷の回復の遅れなどの症状がでる。ナッツ類、穀物類、卵、チーズなどほとんどのタンパク質に含まれている。
チロシン	体内でフェニルアラニンから合成される。そして代謝に重要な働きをしている。また抗酸化作用もあり、フリーラジカルを捕まえる働きをする。
システイン（シスチン）	硫黄を含むアミノ酸で肝臓で合成され、代謝に関係がある。システインはシスチンとタウリンに変換される。システインはグルタシオン（非常に強力な抗酸化作用と解毒作用がある）を作る。グルタシオンは酵素の働きを助け、私たちを有害な重金属や化学物質から守ってくれる。環境汚染の進む中、とても大切な働きをしてくれるのである。

非必須アミノ酸

アラニン	アラニンは筋肉組織の大切な部分である。ほとんどのタンパク質食品、とくに牛肉、豚肉、チーズ、カラス麦、アボカドに含まれている。エネルギーが必要なときには、肝臓や筋肉でアラニンからブドウ糖が作られる。低血糖症の人にはアラニンの不足が見られる。 また、アラニンはリンパ球の生産を助け、免疫力を上げる働きもする。

アスパラギン酸	名前のとおり、アスパラガスに多く含まれているアミノ酸である。体内でとても活発に働く。アンモニアや尿を作り、またそれらを体外に排出する働きもしている。またＤＮＡ、ＲＮＡの生産にかかわるリボ核酸の形成の助けもし、炭水化物からエネルギーを作るお手伝いもしている。そのほか肝臓を薬の毒から守る助けをして、体を放射線から守る働きもある。
グルタミン酸	脳で代謝される唯一のアミノ酸である。グルタミン酸は脊髄液にカリウムを運ぶ働きをする。モノソディアム・グルタメイト（ＭＳＧ）はグルタミン酸の単ナトリウム塩である。この物質は調味料（うま味調味料と呼ばれる）として使われている。ＭＳＧの毒性としては１９６８年に中華料理を食べた人が頭痛、体の痺れを訴えた中華料理店症候群（Chinesee Restaurant Syndrome）が有名である。
グリシン	コリンとアミノ酸のスレオニンから作られ、ヘモグロビン分子、コラーゲン、そしてグルタオ芯の合成に必要なアミノ酸である。グリシンは血液中の脂肪や尿酸の量が多くなると、それらをきれいにする役割もある。
ホモシステイン	ホモシステインは必須アミノ酸であるメチオニンの体内代謝の過程でのバランスの乱れ、不完全な代謝によって作られる。体内での代謝が正常に行われていれば問題はないが、バランスが崩れてしまった場合、ホモシステインが体内に蓄積される。この蓄積されたホモシステインは血管システム、心臓系の疾病に関係している。

プロリン	コラーゲンのおもなアミノ酸の一つであり、皮膚、骨、軟骨の形成に使われる。関節や靭帯をメンテナンスし、怪我のあとの修復にも役に立つ。グルタミン酸やオルチニンから作られ、乳製品、卵、肉、小麦胚芽に含まれている。
セリン	グリシン（またはスレオニン）から作られる。脳タンパク質と神経の構成物質である。肉や乳製品、小麦のグルテン、ピーナッツ、大豆製品に含まれる。セリンの量が増えると（加工肉やソーセージなど）免疫力の低下などが現れることもある。

るが、できれば食事から充分に取ったほうが好ましい。

このほか、非必須アミノ酸は必須アミノ酸があれば。体内（おもに肝臓）で合成される。ビタミンはミネラルによってコントロールされている。ミネラルが欠けると、ビタミンはその機能を果たせない。ビタミンが欠けても、ある程度までミネラルが代行して働くが、ミネラルが欠けるとビタミンはまったく使いものにならなくなるのだ。

必須アミノ酸が、人の体タンパクを構成する比率に近いか遠いかで、良質か不良かが判断できるが、この比率を「プロテインスコア（タンパク価）」という。

ミネラルは、

①精神や情緒の機構に作用。

■表6　プロゲステロンの不足によって起きる症状

生理痛、月経前困難症、無排卵性月経（不妊）、子宮筋腫、子宮内膜症、乳腺繊維腫乳、子宮ガン、出産後精神不安定、更年期障害、ガン、骨粗鬆症《こつそしょう》、アレルギー、偏頭痛、うつ、イライラ、にきび、不眠、むくみ

②筋肉組成に影響を与え、神経の伝達反応、体液の状態をコントロール。
③血液に栄養素が入るのを調整する。したがって、ミネラルが欠乏すると、すべての栄養素が有効に働かなくなる。
④血液や組織の体液の、酸性とアルカリ性を調整し偏《かたよ》りを防ぐ。
⑤ホルモン分泌を促進させ、神経系統を正常にする。
⑥酵素の触媒《しょくばい》作用を助ける。
という非常に大切な役割があるのだ。

ホルモンバランス異常で太っている人へ

近年はホルモンバランスの崩れにより太っている人が非常に多い。ホルモンバランスが崩れると、体脂肪、塩分、水分を体に貯め、「太る」ことになるのだ。

ホルモンとは2種類あって、エストロゲン（卵胞ホルモン）とプロゲステロン（黄体ホルモン）といい、エストロゲンという女性ホルモンは、体を女性らしくする作用で卵巣から分泌されるものであり、排卵と月経の周期を整えている。プロゲステロンは体内で男性ホルモンや副腎ホルモンに変化し、体調を整えるものである。

エストロゲンとプロゲステロンはつねにバランスの取れた状態で体内に存在するが、近年の女性はプロゲステロンが不足しているといわれている（表６参照）。

プロゲステロンが不足した理由（エストロゲンが増えた理由）は、一言でいうと「食べ物」と「有害化学物質」と考えられている。

ホルモンバランスを整えてダイエットに取り組むと、非常に簡単にきれいに瘦せる人も多いのである。

食品添加物に注意！

エストロゲンを増やす理由の「食べ物」として考えられるものは、食品の表示でＯＰＰ（カビ防止剤）、ＢＨＡ（酸化防止剤）、過酸化水素（殺菌剤）などで、できるだけ食材を手に入れるときには避けたほうがよい。

そのほか「天然添加物」と表示があっても、使用基準は「どのくらい摂取したら死ぬか」の基準であって、アレルギーなどの体への影響がどうなのかは、わからないことが多いのである。

食品添加物の中に「リン酸化合物」というのがあるが、カルシウムを排出してしまう働きがあるので、牛乳や小魚をいくら食べてもカルシウムが欠乏してしまうという。

農薬、ポストハーベストの問題にも非常に注意をしたいところである。農薬は、一日平均5グラムは食べ物から体内に取り入れている可能性があるといわれる時代だ。

私の知っている農家の人は、自分の家で食べる野菜と出荷するものを分けて作っている。農薬を使わないと、虫の影響や形がそろわないなど、野菜や果物の見栄えも悪くなり、出荷できないので使っているという。ご自分の家族が食べるものは、形や見栄えより安全を重視したものを……ということだろう。

大昔にはありえなかっただろうが、どこのスーパーでも年中、豊富な種類の野菜や果物が並んでいる。「旬」がわからないぐらいだ。知らない情報も含めて添加物、農薬、有害な成分を避けようがない私たちは、気づかないうちにどんどん体に取り入れてしまうのだ。

食べ物にはホルモンバランスを崩す可能性の高いものが非常に多く含まれているので、

微量栄養素をたくさん摂取して、少しでも早く排泄するしかないのである。

私は娘に、生活の中でわかる範囲の簡単な添加物を伝えてきた。家では市販のおやつはほとんど食べさせていない。

小学1年生で、遠足のおやつを娘といっしょに買いに行ったときのこと。

「この日は多少、仕方がないか……あとで早く出すことを考えよう」

と思っていた。

グラム売りのおやつコーナーで足を止めた娘は、赤や黄色、緑に青色のカラフルなおやつを見て眼を丸くしていた。そして娘が選んだおやつは、すべて真っ白だった！

「白」がすべて安全とはいえないが、どうやら彼女の中では「色がついているものは危ないもの」との認識になっていたようだ。何も考えないで選ぶよりは、非常にありがたい！

私の知り合いの南《みなみ》詳憲《よしのり》さん（『知識情報化社会の報酬システム』の著者）は、講演会で「主婦が無知だと病気になる。夫が無知だと貧乏になる」と言われた。今の時代は知識を得ていくことが大人も子どももどれだけ必要かと考えさせられる。

体は約60兆個の細胞でできているが、そのひとつひとつにビタミン、ミネラル、酸素がしっかり入っている状態を「健康な細胞」と呼ぶ。健康な細胞を持つ人がまさしく「健康体」であるのだ。

そして健康とは、「細胞が正常に代謝している」ことをいうのである。

シャンプーでもホルモンバランスは崩れる？

有害化学物質の中には、エストロゲンと似た作用を持つ物質が含まれていて、プラスティック、パーソナルケア製品（化粧品、シャンプー、ボディシャンプー、歯磨き粉、入浴剤、洗剤）など数々の日用品にその物質は含まれている。

この有害化学物質は、皮膚から浸透し遺伝子まで脅かすといわれ、体内に入った有害化学物質であるエストロゲンに似たものは、ホルモン・レセプター（ホルモンをキャッチする感受器）である子宮、卵巣、乳房にくっつくのである。

そしてエストロゲンとプロゲステロンはつねにバランスの取れた状態が正常であるが、体内に侵入した有害化学物質であるエストロゲンに似たものが増えることでホルモンバランスを崩し、子宮ガン、卵巣ガン、乳ガンの発生率を高めてしまうのだ。

かつて、有害化学物質であるエストロゲンに似たものが増えたことで、プロゲステロンが不足していると医師が錯覚を起こし、ホルモン注射を投与したところ、この患者から生まれた女の子に死亡率の高い膣《ちつ》ガンが発生したのである。

エストロゲンが増えると、生殖機能に大きな問題を引き起こすのだ。

男性では精子形成能力の低下による奇形精子、子孫が残せない薄い精子の問題がでる。それらはこの有害化学物質であるエストロゲンが関連している可能性が非常に高いのだ。

女性ではエストロゲンが増えると、体脂肪や塩分や水分を体内に貯めやすくなる。そのほか、乳房の異常な発達を起こす、うつ症状、頭痛、甲状腺ホルモン異常、性欲の減退、血糖のコントロールを妨げる、体内から亜鉛が減り銅を貯める、細胞の酵素レベルを下げる、子宮内膜ガン、乳ガン、血栓、胆のう病のリスクを高める、血管の緊張力を減らす、自己免疫疾患のリスクを高める、というのだ。

人体に影響がある洗剤やシャンプーなどのパーソナルケア製品の有害物質は、使用後、海や川に流れる。その結果、エストロゲンに似た成分は自然界の生き物をメス化し、絶滅の危機に追いやることになる。

環境問題があちこちで問われているが、知らず知らずのうちに自分たちの体を脅かしながら、「便利」という理由で作られてきた身の周りのものにより、これだけの影響があるのだ。

ホルモンバランスを崩さないようにするには、できるだけ安全な食べ物を選び、そのうえで、有害化学物質の入った洗剤やパーソナルケア製品を避ける努力をすることが、健康維持をしていくためには必要不可欠なのである。

血液を汚す有害化学物質

有害化学物質はホルモンバランスを崩すだけではなく、すでに病名を持っている人の病気を加速、進行させていく。健康を取り戻すには、病気を進行させる有害化学物質をまずは避けることが大切である。

家庭のパーソナルケア製品（化粧品、シャンプー、ボディシャンプー、歯磨き粉、入浴剤、洗剤）の石油成分は、皮膚を通し血管の中に入り、血液に混じり血液を汚す。血液の病気になるのは当たり前だ。

石油成分の有害な成分が「皮膚を通して血液に混じる」ことを、一般でも知っている人は多いと思うが、とくに舌下《ぜっか》、鼻の穴の粘膜、お尻の穴などは、皮膚とは比べものにならないぐらい早く体に吸収される。

狭心症や急性心不全の人が発作のときに使う貼付用のテープは、皮膚に貼ることで発作が止まる。皮膚から体内にその薬が入るのだ。狭心症の人が発作で使う舌下吸収の「ニトログリセリン」はスプレーになっていて、舌の下に散布する。どちらも心臓まで届くのにたった4秒である。解熱、鎮痛のさいの急性的な痛みを抑えるには、座薬を使う。これもやはり吸収が早い場所だ。皮膚や粘膜から水の大きさですら侵入できないものが、石油成分は皮膚を通過してしまうのである。

そういった成分を私たちは普段、パーソナルケア製品や芳香剤、香水として何気なく使ってしまっているのだ。

１９９９年の新聞記事に、新潟県の洗剤原料を扱っている工場で、バルブからの原料漏れを止めようとした工場員が転倒し、原料が体に触れて死亡と書いてあった。原因は原料が「皮膚から吸収」されたことで致死量にいたったという。

皮膚から血管に入るというのは事実である。血管は全身につながっているので、どこから体内に侵入しても、すべての血液を汚す結果になるのだ。約2〜4分で全身を駆け巡る血液を、いかに普段から汚さないようにするかが大切なのである。

健康を維持するには「体に入れてはいけないもの」をきちんと避けて、「生命に必要なもの」をしっかりと取り入れることである。

ホルモンバランスが悪く太っているという人は、まずホルモンバランスを崩す可能性の高いものを使用しないことだ。

私の知り合いは「安全なパーソナルケア製品」に変えたことで、面白い変化があった。酷いアトピーの子どもさんで痒《かゆ》みに耐え切れず掻《か》きむしって、それがもとで痛みも伴っていた。毎日泣き叫ぶ子どもの世話で眠れずにいた家族から、お風呂場で安全なものを使っただけで痒みが止まり、子どもが眠れるようになったと報告された。

ただ、決して治ったわけではない。痒みの出る石油成分が入っていないから痒くならず、皮膚の再生が起こりやすくなったのである。それでも毎晩、親子ともども眠れない日々をおくるストレスがなくなっただけでも、有害成分の知識を取り入れたことを本当に喜ばれた。あとは毎日の食事での改善とビタミンとミネラルの補給により、時間はかかったがよくなっていったのである。

波動数値の高いものを選ぶ

すべての物質（人間、動物、植物など）は原子の集合体で、それを構成する電子の回転運動が波動を起こす。それらは固有の波長を持つ「波動」を発して、近似の波長をもつものに共鳴現象を起こすことで、エネルギーが伝達されるという。

現代は波動測定器などで波動を測定できる。波動測定器も多種多様なので注意は必要であるが、人体の臓器、食品、薬、液体（水）などを測定できるため、生活習慣で使っているものや食べ物からの人体への影響を判定し、自分にとっていいものと悪いものを判断することができる。

波動数値は、いわゆる石油化学成分や添加物の多いもの、残留農薬、そのほか体にマイナスをきたすものが多く残っていたりするほど低い数値になるが、それらを生活習慣で使い続けたり食べ続けたりすると、体の波動数値（免疫）も低くなり、健康を失うというのである。

すでにドイツでは10年以上前より本格的な波動治療が行われ、難病治療に役立てられているのだ。

私たちの健康維持には、波動数値の高いものを家庭用品、食品を含めて選ぶことが大切なのである。

第3章

サプリメントは、信用できるのか？

サプリメントが必要な時代

ビタミンやミネラルの栄養補助食品は、日本でも市場でたくさん売られるようになった。アメリカでは昔から当たり前のように売られている。

アメリカが早くから栄養補助食品に注目しているのは、1975年に「栄養問題特別委員会」が上院の中で設けられたからである。「病院がたくさんあるのに、どうして病人が増え続けるのか」をテーマに、このままでは医療費がアメリカの予算を圧迫してしまうという理由で、ジョージ・マクガバン上院議員が調査をすることになったのだ。

2年間の徹底的な調査結果は「マクガバン・レポート」として5000ページの内容で発表された。こうした取り組みが、1980年以降のアメリカを変えたのである。

その結論として、「病気は栄養不足から起こる」という「食生活の問題」が記されている。

当時のことである。当然、このレポートに対する反撃があったのは言うまでもない。しかし、マクガバン上院議員はそのあと1998年、国連食糧農業機関（FAO）アメリカ大使に起用され、2000年、大統領自由勲章授与、国連世界食糧計画（WFP）「生命のための食糧援助」賞を受賞したのである。

日本も同じように医療費の問題、国民健康保険料の問題などを数々抱え、すでに予算はパンク状態である。医療費などの援助が国からなくなれば、私たちは自分の体を自分で守るしかなくなるのだ。国にとっては健康に関心のある人を作っていくことは、医療費の問題を大きく変えることになる。

しかし、アメリカのように「病気は栄養不足から起こる」という因果関係を日本はまだまだ認識不足なのだ。

栄養補助食品であるサプリメントに対して、我々はまず必要性を知らないといけない。健康の知識や情報を入れる場所が少ないため、それらの製品を買い求めるときに、同時に知識を養うことができる販売方法が必要なのである。

それにしても、カルシウム、ビタミンC、ビタミンA……すべて補助が必要というのはわかるが、微量栄養素46種類の各成分を仮に一つあたり1カ月分を1000円とすると、4万6000円……。我が家にはちょっと無理かなぁと思っていた。

しかし、今の収入を維持していく最低条件としては、「健康であり続ける」ことが必要であり、収入のうちの何％かを健康維持のために使うのは、仕方がない時代ともいえる。

病気になってからの医療費とそれ以外にかかるお金は想像以上に負担が大きく、大変であるからだ。看病に一人の手がとられると、たちまち食べていけなくなる時代なのだ。

大黒柱が病気になると、今の生活を維持するのは非常にむずかしくなる。残った家族で生活を支えていくことがどこまで可能なのか。いつそうなっても生活を守れるための「転ばぬ先の杖」を持っておくべきだ。

「病気になったら、そのときに考える」と言う人もいるが、本当にそれでいいのだろうか。実際は悲惨なことが多いのである。

高齢化社会になってきたが、高齢者が自分のことができるうちはいい。アルツハイマーや病気で自分のことが自分でできなくなったとき、病院はそんなに簡単に入院させてはくれないのである。身内が病人を抱えることになるが、そうなると今まで支えてきた生活が一変してしまう。健康な人を迎えるのとは違い、一人の手が「介護」として必要になるのだ。

あとの介護を今の生活でどこまでできるのか！

私の知り合いの祖母が、95歳でこの世を去った。実娘である知り合いの母が介護をしてきたが、亡くなったとき、介護をしてきたその人が言った言葉は「やっと人間らしい生活ができる」だった。

聞くところによると、95歳の祖母は50歳のときから自分のことが自分でできない状態になり、その後45年間、娘が介護をしたのだ。

途中は痴呆症で自分のことがわからなくなり、入院したときも一時期あったらしいが、当然個室である。個室は１日１万円以上、余分にかかるらしい。個室代を月に約30万円。そのほか、オムツ代、洗濯代、いろいろな雑費を足すと毎月40万円～50万円かかったというのだ。数万円の医療費が返ってきたとしても、病院の部屋代は高額医療費制度の対象ではないために、国や自治体はけっして助けてはくれないのである。

結局、長引く介護で費用がかさみ、家を売り、贅沢《ぜいたく》をすることもなく、長期の旅行などはもってのほか、働いても働いても何も残らなかったという。

また、私の知り合いのご両親の話だが、家でお母様がご主人を介護していた。いつもお元気そうであったお母様が突然、寝たきりのご主人の横で先立たれる悲劇があった。たまたま実家に寄られた息子さんが、近所の人からの「ゴミ出しの日にお母さんを見かけなかった」という言葉で不安になり、家の中に入ってみると、すでに亡くなっておられたのである。

介護は、思う以上に家族への負担がある。赤ちゃんを育てている人は、いくら大変といっても日増しに大きくなる我が子が、どんどんと自分のことが自分でできていく。それらは大変といっても、いっときなのだ。しかし介護は違う。年々、大変になっていき、認知症が混じっての介護となっていくと、「いつまで続くのか」と不安になっていく人は実際多いのである。

核家族が増えたために、こういうケースはあとを絶たない。介護される側ももちろんだが、介護する側は肉体的にも精神的にも計り知れないほど大きな負担なのである。

今の生活を維持していくならば、家族全員が「健康であること」が大切である。

今の日本では、収入が減っている人が非常に増えた。二極分化されてきているのである。少子化が進み介護負担が増えていく中で、誰しもが他人事では済まされない。

大昔、ガンなどの病気がほとんどなかった頃は、「老衰」で「気がつけば亡くなっていた」という人が多かったと聞く。添加物や農薬などの「食の害」や「有害成分」を使いたくても食べたくても「なかった時代」。しかしビタミン、ミネラルが食に豊富に入っていた時代だったからこそできた、寿命のまっとうのしかたといえるのだ。

では現代人には無理なのか。

そんなことはない。健康に関心を持ち、どうすれば健康を維持できるのか、また、今の病気の原因は何なのかを知ることで、今の状況を少しでも避けられる可能性はあるのだ。

病気になると、こんなにお金がかかる!!

ニューヨークにあるゲルソン病院は、「体内から毒素を出す」という治療方法で有名な病院である。

ゲルソン療法とも呼ばれているその治療法は、マックス・ゲルソン博士というドイツ生まれの医者が、結核患者をその方法で治していったことから、そのあとガンの治療法としても注目された。

マックス・ゲルソン博士はアインシュタインの主治医でもあり、医学界の天才とも呼ばれた人である。メキシコ・チジュアナのメリディエン病院やアリゾナ州セドナのゲルソン・ヒーリング・センターでもこの方法が行われている。

マックス・ゲルソン博士は「ガンとは栄養代謝の乱れ」といい、体内から毒素が排出されて初めてガンは治癒すると主張する。体内に毒として蓄積してしまうものをまずは入れないで、きれいな血液にしていくことを一番に考えていくのだ。

毒を出すのだったら、入れなきゃいいのに……と思うのだが、毒を入れないで生きていく方法は今やむずかしい。体内に蓄積しやすいものとして考えられるのは、食べ物の害、環境ホルモン、ダイオキシン、大気汚染、水の汚染などいくつもある。

じつは薬もその一つである。頭痛薬の中には、1錠飲めばなんと5年は体内に残ってしまうものもある。

こういったものを体内で蓄積させたままでいると代謝異常を起こし、さまざまな病気の引き金になってしまうのだ。

今まで蓄積させた毒素をまずは出すことから始め、そして同時に毒素を体に入れないことが健康への近道である。毒を排泄しても毒が入っていると、今の現状は変わらない。

ゲルソン病院では体に有害なものを入れない環境を整え、毒素排出のために頻繁なコーヒー浣腸を行い、食べるものは徹底的に代謝をおこせる「本物」を使う。

1日4・6リットル以上の、無農薬で、しかもしっかりミネラルやビタミンの入っている野菜ジュースやフルーツジュースを飲み、無塩食、無漂白パン、脂肪の制限、動物性タンパク質、生野菜、くだもの、あとは栄養補助食品を使うのだ。健康を失っている人ほどミネラル・ビタミンを美味しく感じないというから、入院患者は味覚と体が慣れるまで、これが大変らしい。

今の世の中の食材では、いくら有機野菜といってもミネラル、ビタミンが不足しているので、量も補う必要があるのだ。

コーヒー浣腸とは、コーヒーを薄めたものを肛門から注入して肝臓を刺激し、胆汁の分泌を促し体の解毒をする方法である。

正常な代謝が起こるときの体の変化

解毒によりその後、正常な代謝が始まると、毒素は、便、尿、汗、皮膚、目、鼻、耳、のどなど、あらゆる場所から排泄される。

これは体内の有害物質、異物、老廃物を分解し排泄しようとする浄化作用として現れる現象なのだ。それらは下痢、便秘、目やに、湿疹、吹き出物、発熱、かゆみ、吐き気、頭痛、胃痛、腰痛、悪血、過去に治りきっていない箇所の痛みが出る、などである（表7参照）。

これは当然、副作用ではない。いくつかの毒素排泄に必要なその症状を通り越すことによって、体は機能回復をさせられ、免疫力と抵抗力を高められ、自然治癒《ちゆ》力が働き、今度は体の修復を始めるのだ（111ページ、図6参照）。

自然治癒力は通常、人間の体で当たり前のように起こっている。擦《す》り傷も、カサブタとなって保護をして治していく。自然治癒力の弱い人は免疫力が低く、代謝機能が悪い状態なのだ。自然治癒力の妨げとなるものを体に入れないで、代謝をおこしていくことが健康になることなのである。

ゲルソン病院に入院する末期ガン患者は、このような代謝をおこす方法を毎日繰り返し、数カ月で完治させていく。病院内のプールサイドで音楽を聴きながら、楽しそうに院内生活を送っているのも特徴である。

それは、「ガンは代謝の乱れ」を理解し、完治できることがわかったからだ。日本の末期ガン患者が入院する病棟を想像してみると、けっして楽しそうに院内生活を送っているようには思えない。

■表7－1　細胞が修復されるときに起こる反応

現在の症状	治癒促進作用（調整反応）として出る症状
酸性体質の人	眠気，喉が渇く，盛んな排尿，おなら
代謝障害の人	下痢，お腹が張る
便秘の人	下痢，お腹が張る
高血圧の人	頭が重い，血圧が一時的に上がる
低血圧の人	頭が重い
血液が薄い人	鼻血（女性に多い）
胃が悪い人	胸やけ，下痢，大量の排便，発疹，お腹が張る
胃潰瘍の人	胃が痛む
胃下垂の人	胃が重い，吐き気
腸が悪い人	下痢，発疹，お腹が張る
下痢がちな人	便秘
肝臓が悪い人	吐き気
肝硬変の人	血便
腎臓病の人	蛋白が一時的に下りる，顔のむくみ
糖尿病の人	盛んな排尿，手足のむくみ，あくび，目がショボつく
薬の飲みすぎの人	しびれ
痔の人	一時的な出血
皮膚が弱い人	痒み，皮膚の悪化，発疹
自律神経失調症の人	体調の変化が激しい
睡眠薬常用の人	眠気
アレルギーの人	湿疹
その他	だるい，眠気，倦怠感，便秘，下痢，痛み，腫れ，発汗，吹き出物，発疹，皮膚の変化，目やに，尿の色の変化，垢が出る，フケ，耳垢，鼻水，頭痛，喉の渇き，食欲減退，口内炎，めまい，関節の痛み，筋肉の痛み，風邪のような症状，リンパ腺の腫れ，息切れ，タン，発熱，吐き気，生理の出血が多くなる，生理の血が黒い，黒い便，尿に蛋白や糖や脂が混じる，コレステロール値が一時的に上がる，湿疹，腹痛，ゲップ，おなら

※個人差があり，すべての人に出るわけではない。体が順応するまでの一時的な現象で「改善の現れ」であるが，気になる場合は医師と相談をする。

※これらの症状は，その箇所が昔のケガを含めて修復されていなかったことを表している。千差万別だが何度か繰り返す場合，初めに強く出ても繰り返すたびに弱くなる。

■表7－2　治癒促進作用（調整反応）の理由

下痢	高い還元力のもの（ビタミン，ミネラルの力のあるもの）を食べると，そのパワーが直接消化器系に強く働き，腸壁にへばりついている老廃物や不純物を無毒な水に変え（浄化作用）一気に外へ出す。そのため水のような下痢に見える（盛んな排尿も同じ）。
眠気，倦怠感，疲労感	今まで病的状態でいた臓器が本来の機能を回復し始めると，ほかの臓器はその病的状態に合わせて活動していたため，一時的に各器官同士のアンバランス状態として出る症状。
目やに，にきび，湿疹，吹き出物，かゆみ，発熱，一時的な便秘，尿の色の変化	血液に還元力が届き体液を浄化する過程で，体液を汚しているものを排泄する作用として起こる。健康状態や体質によって出る時期は異なるが，比較的に早い時期に出る。
痛み，吐き気，腹痛，だるい	今まで血行の悪かったところがよくなり，うっ血して汚れた血液が一時的にまわりはじめるときに現れる症状。血液が浄化され，血行がよくなるにつれ調子もよくなる。
湿疹，息切れ	胃に塩酸が不足していたり，肝臓，副腎の機能障害，極度の負担によりアレルギー反応として出る。
悪血《おけつ》	通常の2～3倍の生理があったり，固まりも出るほど多い量になる場合もある。これは病毒のまじった養分のない悪い血で，これが出ると肌がとたんにきれいに蘇る。

【原因として】

体は長い期間，肉体的，精神的ストレス，運動不足，環境汚染，不十分な栄養摂取からの悪影響を受けている。石油化学製品や化学添加物入り食品からの影響も否めない。その結果，体内の持つ自然治癒力は本来の機能が十分に行われていないのである。

■図6

解毒 → 分解 → 免疫力・抵抗力 → 自然治癒力 → 体の修復

ゲルソン病院の入院費用は1カ月300万円という。まさにお金持ちだけが生き残れるのだ。言い換えれば、なにごとも本物を使うのにはそれなりのお金がかかるということである。

ゲルソン病院を退院するとき、かならず守らないといけない今後の約束ごとがある。「電子レンジを絶対に使ってはいけない」というのだ。ガン細胞は体の酸欠状態が大好きである。それを避けるためには電子レンジを使わない生活をしなければいけないのである。

やはり同じ生活習慣、同じ環境のままだと、いくらゲルソン病院で完治できても、いずれ再発してしまう。問題なのは、今の世の中「普通に生活していると病気になって当たり前」という信じられない事実があるのだから。

健康維持のための「転ばぬ先の杖」

一気に代謝をおこさないといけない状態まで放置するより、毎日、解毒できるほうが体にとっては負担が少ない。毎日の生活の中で不摂生《ふせっせい》をしたときや、毒とわかっていても避けられないものを食べた日には、とにかく「早く出す」ということを心がけながら生活すべきである。

私はいろいろなことを知るうちに、健康維持への前払いとして収入の5分の1から6分の1は栄養補助食品に投資をしてもしかたがないと思えてきた。それは病気になってたくさんのお金が一度にいるのか、分割して支払っておくことで予防していくのかという選択に思えたからだ。痛くなってからお金もかかるのはいやだ……。

46必須栄養素すべてが入っていて4万6000円……。贅沢をいうと2万円ぐらいでなんとか手に入れたいと思っていた。1栄養素あたり400円~500円ぐらいで……。

子どもが偏った食べ方をしていても「ビタミン、ミネラルを食べておきなさい」と不足したものを補い、添加物などを食べても「ビタミン、ミネラルを食べておきなさい」と早く出すようにできれば、非常に助かるではないか。

岡田さんは私にこう言った。

「同じビタミン、ミネラルを入れて生活していても、食べるものが毎日、インスタントラーメンとコーラの人と、食生活に気をつけてさらにビタミンとミネラルを入れている人とでは、長い目で見たときに体の状態は違うと思わない?」

ごもっともである。

私の娘は2歳半から栄養補助食品を食べている。生まれたばかりのときは「黄疸《おうだん》」が出てガラス張りの「保育器」に数日間入っていた。これからの自分の育て方で子どもはどんな健康状態にでもなってしまう。そんな不安を抱えたまま手探りで子育てをしていた。

離乳食が始まったころや、まだ小さいときは、しっかりバランスをとって食べることができない。ちょっと風邪をひいたら小児科へ行き、抗生物質を貰い、薬を少し飲ませては残りを何かのときの常備薬として保管していた。よく風邪をひく子どもだった。

岡田さんのおかげで私に知識が備わってきたころ、娘に栄養補助食品を「どうやって食べさせるか」と考えた。

名案がある！

ある日、娘に「これはお母さんのもので美人になる食べ物。すごく高いものだから、絶対に食べたらだめよ」と言ってみた。すると、「菜々子も美人になりた～い」と言って、案の定、食べたいと言う。私が「大人でものどにつまることもあるし、まずいので飲めない人もいるから無理、無理」と言ったら「飲める、飲む～」と言って聞かない。私は一番小さい粒を娘に渡した。

「ほら、飲めたよ」と娘は自慢げに言う。人間は褒《ほ》めるとどんどん上手くなるものである。大人でも一回で飲みきれない量を、その後、娘はいとも簡単に飲んでいた。娘は「美人になる！」と思い込んで飲み続けたのだ。

娘が小学校の低学年のとき、私にこう言った。

「お母さん、どうしたら熱が出せるの？」

そう、彼女は栄養補助食品を飲みだしてから、一度も風邪をひいたことがない。寒いときに布団もかけず寝ようとしていることもあった。娘はきっと、熱を出して学校を休んでいるお友だちを見て、多少、うらやましかったのではないかと思う。

健康はありがたいと本当に思う。健康とは心の健康にもつながっているのだから。

今の「キレル」子どもはビタミン、ミネラルの微量栄養素不足といわれている。登校拒否、引きこもり、やる気のなさ、反抗する、ケンカをする、自殺の問題などがそれである。

キレル子どもたち

バージニア州のある少年院に収容された３００人の子どもたちが日常的に食べていたものは、ビタミン、ミネラルの非常に少ない食事（炭酸飲料水、ハンバーガー、インスタント食品、スナック菓子など）がほとんどであったという。

ある調査で、収容中の子どもたちの食事内容を2つに分けたらしい。今までと変わらない食べ物を与え続けられたほうは、事件の再発率が非常に高い。逆に、ビタミン、ミネラルをしっかり食事で与えられた子どもたちは、事件の再発率が非常に低くなったのである。

悪質で凶暴な行動をおこす子どもたちに共通することは、ビタミンB1、ビタミンB2、ナイアシン、ビタミンB6、葉酸、カルシウム、マグネシウム、鉄、亜鉛が最も不足していた。

「キレル」子どもたちが増え、事件が低年齢化しているその背景には、食事のあり方と、日常に使う有害成分が深くかかわっている。逆に世の中のお役に立っている人や、事業などの成功者は、ビタミン、ミネラルが豊富であるという。ビタミン、ミネラルが豊富であれば、集中力、判断力に長《た》け、そのうえ体のバランスがとれることでイライラしなくなり、安定した精神状態が続くことで話し方さえも穏やかになる。プラス思考（物事をよい方向に考えること）やマイナス思考（物事を悪い方向に考えること）という思考の差は栄養の差ともいえるかもしれない。

また、学校の勉強だけで充分な成績をとる子どももいれば、そうでない子どももいる。親が子どもに「勉強しなさい！」と拍車をかけても、微量栄養素の不足している子どもたちにとっては、本当に気の毒な話なのだ。

「薬」と「サプリメント」の違い

ビタミン、ミネラルを現代は「サプリメント」という形で取り入れることができるが、液体であったり粒であったりすることから「薬」と勘違いをする人もいる。

「薬」と食べ物は根本的に違う。「薬」では体を作れない。体を作ることができるもの、いわゆる栄養を補助できるのは、「食べ物」だけなのだ。

この分類においてもサプリメントは「食べ物」である。そのために、「薬事法、医師法」という法律があって、サプリメントの効果と体の部位を併せて日本では説明してはいけないのである。薬なら「肩こりに効く」「心臓に効く」と言えるが、サプリメントは食品であり薬ではないために、その表現ができない。きちんと法律上でも分けられているのだ。

しかし、形が薬に似ているために勘違いしやすい。

「薬」は痛みを抑えたりする一時的な対症療法である。場合によっては非常にありがたいものでもある。

しかし、薬は健康のための予防はできない。風邪をひかないための予防として風邪薬である抗生物質を毎日飲んでいる人はいないし、ガンにならないために抗ガン剤を毎日打っている人も当然いない。

薬はリスクを伴うことも多いのだ。薬の表示には例外なく、副作用として体の不都合な作用が起こる情報が記されている。薬の副作用は人によっては起きるが、代謝がよく健康な人ほどおきない可能性もあるのだ。

それとは違ってサプリメントは、栄養であり食べ物である。食材に含まれているはずの栄養分なのである。

これもよく質問されるが、「サプリメントを取ったら薬は止めてもよいか」と聞かれる。薬の処方はお医者様が必要と診断し出しているため、素人判断で勝手に止めるのは危険である。なぜなら、人間の体は一度にその不足した栄養素を満タンに補充することができないだけでなく、毎日栄養は減っているからである。日頃の補充の積み重ねにより、しだいに薬が減り、いらない状況になる可能性はあるが、それもお医者様が判断して薬を減らしていくのである。

この知識がないと、病気だった人は薬的な感覚でサプリメントを「病気が治ったら止める」人もいるが、生活習慣や食生活を変えずにいると、今まで通り微量栄養素は毎日減り、病気を再発させてしまうことになるのだ。

健康になることが一番バランスのよい体型になる！

健康を維持したり、健康を取り戻していくために、他人任せで「医者に行ったら治してもらえる」という考え方は間違いである。毎日の食生活や生活習慣を自分で正し、微量栄養素を補充することが大切である。

ただ、すべてにいえることは、なぜその病気が起こるのかを知ったうえで治療をするほうが賢明だということ。病気を「薬」で治そうとすると、その部分だけにプラスの影響を与え、ほかの広範囲の細胞にマイナスの影響を与える可能性がある。微量栄養素を満タンにして細胞を元気にしていく方法を使えば、心臓、肝臓、胃、腸、血液、髪、爪、皮膚、血管、骨など約60兆個の細胞すべてにプラスの影響を与えてくれるのだ。

体を正常な本来の状態に戻すことが健康作りであり、それにより当然、一番バランスのよい自分の体型に近づいていくことができるのである。

しかも、微量栄養素を入れることで心身ともに若返りながらである。

今をなんとか生きていくという考え方ではなく、これから「健康で楽しく生きていくこと」が大切ではないだろうか。

サプリメントを上手に使いこなそう！

サプリメントを使う場合は、体の微量栄養素が早く満タンになるように、初めは種類と量を多く使い、不定愁訴など体の違和感がなくなるにつれて種類は減らさず量を減らす。その後、毎日の健康維持のためにバランスよく種類を使い続けるのがいい。

ときに健康を損なうようなことが起こったり、添加物や農薬などの心配があるものを食べたときには、その日はしっかりとバランスよく補給することで代謝をおこし、「一日も早く体から出す」というのが賢い使い方である。

まれに、体をもとに戻す作用が違和感と感じる人は、体を慣れさせるために少量ずつ、または液体なら薄めて使用していきながら、時間をかけて増やしていく必要がある。

健康を失う過程は、「健康→急性の状態→慢性の状態」という順になっている。

肩こりを例にあげると、まず痛みを感じる症状が出て、それを対症療法で抑えると、しばらくは痛みを感じない。また痛みが出たら対症療法で抑えるということを繰り返す。けっして痛みのもとを治せたわけではないが、痛みが感じなければ何も起こっていないと錯覚をしてしまうのだ。その繰り返しが慢性的な痛みと化してしまう。

血圧の数値が高い人も、薬なら健康の数値にすることが一瞬でできるが、けっして治ってはいない。健康な状態から急性な状態として血圧が上がり、薬を使って数値だけを下げることで健康な人と同じ数値になる。血圧が上がればまた薬を使うということを繰り返して、薬はだんだんと効かなくなり、さらに強いものに変わっていく。

糖尿の数値も同じである。

健康な数値を手に入れるためにほかの細胞を脅かす状態（薬）を続ければ、いつかはその代償を支払うことになる。

薬に頼らない健康的な生活が目的であれば、数値だけの健康ではなく自分の体をもとに戻す「慢性の状態→急性の状態→健康」と例外なくこの順で体を戻していくしかないのである。慢性の状態から健康へと、急性の状態を通らずにもとに戻すことはできない。慢性の状態に陥っていった経過は、微量栄養素の減少であることが多いため、サプリメントを補充していく経過で急性の症状が現れてくることがあるのだ。

一般的にはこの急性の症状が現れると、サプリメントをいつも以上にしっかりと補充し、早くこの急性の状態を通り越せばよいということになるが、状況によっては急性の症状を抑えながら体が対応できるように調整することも必要なときがある。

中には急性の状態に気づかず通り過ぎてしまう人もいるのだ。

サプリメントを選ぶ方法

私はサプリメントを使用して、ビタミン、ミネラルをしっかりと補給しながらダイエットに取り組んだ。

人はそれぞれ体の状況に違いがある。そのため「サプリメントを使ったダイエット」と一言でいうのは難しく、その経過で変化が起こったときに最低限の知識を持っていただく必要があると考え、栄養素の必要性とサプリメントの情報を書いたのである。

ただ、サプリメントもなんでもいいとは思わない。いかに中身にコストをかけて作られている本物であるか、そして消費者としてはそれをいかに安価で手に入れられるかが、続けることのできる一つのポイントになる。

私は信頼できる人から教えていただいた。市場に出回っているものを自分の判断で選ぶより、きちんと「情報がある」ところのものを手に入れられることはとてもありがたい。本物の情報はどんな人が持っているか分からない。インターネットの普及により、若くて経験のない人や、身内でも本物の情報を持っていることが多くなった。確認することを怠らなければ案外、本物に出会うのである。

店頭で販売しているものは、消費者に届くまでに小売業者が何社も間に入るため、かなりのコストが製品に上乗せされている。とくにCMは莫大なお金がかかるため、製品の価格も跳ね上がってしまう。当たり前のことだが、CM制作費や人件費は製品価格に含まれている。消費者はそのことを念頭におかず、すべて中身の値段……と考えて購入してしまいがちである。

このCMなどの仕組みがなく会社から直販で製品が手に入れば、同じものを安価に手に入れることができる。必要なものであれば、私たちはコストのかかるCMや店舗にかかるもの、また包装もいらない。そのぶんのコストを製品の中身にかけてほしいと思うのだ。

この考えを取り入れた販売方法で製品を扱っている会社はかなり多い。宣伝をしないため、口コミで消費者は知ることになるが、紹介者がいるということは非常にありがたい！

たとえば知り合いから、「あのラーメン屋さんは安くて美味しいよ」と聞くほうが、店員さんから「このラーメンは安くて美味しいですよ」と言われるより、本当に美味しい可能性が高い。知り合いは消費者という同じ立場で判断して、本音で語ってくれるため、私たちの最高の情報になるのだ。

店頭でものを購入する場合、店員さんはマニュアル通りのことを私たちに伝えてくれる。販売している当人が使用したことがなくても関係ないのだ。さらに店員さんは雇われているので転勤、退職など何かあったときに、あとのフォローは基本的にはない。

口コミの場合、会員制で紹介者も会員であれば、さらに安心できる。自分が継続して使っていくとなれば、教えてくれた人も使っていたほうがいい。身近に質問や相談できる人が存在すると安心できるからである。

会員制では、誰がいつどういうふうに購入したかを会社自体が把握している利点がある。「あなたが購入したものに責任を持ちます」と言ってくれているようなものだ。

店頭に並んでいるものを購入したけど、返品の場合「ここで購入したかどうかわからないので、レシートを持ってきて下さい」とあっさり言われる。また、せっかく購入して気に入っても、何年も経てばその製品はすでにその店には売っていない……など、再購入するのに非常に困難であった経験もあった。

消費者にとって、継続して使っていくものを購入する場合、安心して使い続けることができる流通システムで手に入れたいと思うのである。

第4章

「藤井式」ダイエットの秘密

私のマル秘ダイエット法

ここまでご理解いただければ、具体的なダイエット方法をお話しできる。

まずは、3日間の「お試しダイエット」が必要だ。これがクリアーできれば、途中は簡単！　しかし中途半端な気持ちで始めると、途中で止めてしまうことになる。

何度も風船のように太っては痩せて、痩せては太って……とリバウンドを繰り返すと、体が持たない。回数が増えるごとに体は痩せにくくなるし、しかもそのたびに服も大変だ……。自分で本気かどうか試してから初めたほうがいい。

私は痩せていくたびに服を体に合わせてリフォームし、後戻りできない状況をつくった。初めてから4日目で「これはいける！」と思い、15日目で痩せた自分がイメージできたので、服のリフォームを始めたのである。

イメージは大切だ。どんな自分になるかを決めて始めると、同じダイエットをしても楽しくなる！

私は今から変わるんだ！

始めの3日間は、誰にも内緒で始めた。「無理、無理、無駄なことはやめておき！」、「そんなことを言わないで食べよう！」という声に負けそうだからである。

4日目に入った時点で私の行動に数人、気がついた。しかし、すでに3日間を終えていた私は、期待と充実感でどんな言葉をかけられても、もう私の気持ちを断念させるだけの効果はまったくなかったのだ。

それどころか、楽しくてしかたがない!!　この姿で鏡を見るのも最後になるのだ。「お母さんのお風呂に入ったあとのお湯は、半分になっている～」と娘がわざわざ覗きに来て言うこともないだろう。

ファンデーションがほかの人よりも早くなくなったり、遊園地で乗ったジェットコースターの安全ベルトが私の並びだけしっかり止まらず、違う意味での恐怖を体験したり、飛行機のシートベルトの先端部分がお腹の先にあったり（降りるときに縮めておくのだ）、車に乗ると私のほうだけ傾いたり、車のシートベルトを警察官が確認したとき、妊婦さんと間違われて「失礼しました！」と立ち去られたり（フン！　これはちょっと得した気分だ！）……。

しかも服に選ばれるのではなく服を選ぶことがもうすぐできる！　大きなウエストのズボンを見ると、細見の人なら充分2人は入る大きさだ。

同じ痩せるにしても「リバウンド」しないことが目的で、体重が減っても「やつれた」感じではなく、若々しい状態の肌ツヤになりながら美しく痩せることを目的としたダイエット方法である。

最終的にダイエットをやっても健康を失わない方法が一番きれいに痩せることになる。

今は太っている人を見ると、なぜか懐かしく親しみがわく。そして「痩せたい」と言われると、本気で「あなたも変われる！　私ができたんだから！」と思うのである。

ダイエットに必要なもの

一つ目は、プロテインと呼ばれる主に大豆タンパク質でできているお腹を膨らますための「バランス栄養食」を使った。

人間の細胞はタンパク質でできているので、理想的な完全タンパク質（プロテインスコアが高い食品）をどのぐらい取っているかで老化防止、若返り、細胞膜の強化として差が出るのだ。

これも多種多様に発売されているので、できるだけビタミン、ミネラル、食物繊維、アミノ酸がバランスよく配合されていて、栄養成分が20〜30種類入っているものがあれば最高である。こういったプロテインは、ダイエットのほかに緊急時の保存食や、病中、病後の食事の代わり、赤ちゃんの離乳食の代わり、そして忙しい人のための食事の代わりに最適な食品となる。

ただ、これだけではミネラル、ビタミン、アミノ酸が充分ではないので、46必須栄養素ができるだけ入っているサプリメントで補充する。

サプリメントは種類が多いほど「相乗効果」があるので、単品を大量に摂取するより、多種類を各少量ずつ毎日取っていくほうがまんべんなく吸収でき、失敗しにくい。

これは、ビタミン、ミネラルがバランスよく大量に体に入ると「食べた気」がするからである。ビタミン18種類、ミネラル20種類、アミノ酸8種類のひとつひとつの栄養素が、体の中に満タンになるように摂取するのだ。

血液の中に酸素もしっかり入るように、酸素を補給できるもの（たとえば酸素水）を足すと、よりいっそう効果的である。

なお、体は微量栄養素によっていい状態で痩せていくと、細胞がしっかり引き締まってきれいにもとに戻るものであるが、肌に安全で引き締めるというクリームも売っている。それを使うとなお早くきれいに戻っていったのだ。

ただ引き締めクリームでさえ、私は初めからスムーズに使えたわけではなかったのである。

私の知り合いで、とても素敵な西出多寿子《にしでたづこ》さんという女性がいる。西出さんは引き締めクリームの使い方をサロンで教えておられた。私はダイエットを始めてすぐに直接連絡して、どのように体験できるのかを聞いてみた。

興味はあるけれどたくさんの人の中でいっしょに体験するのはちょっと勇気がいる事情である。なぜなら持ち物のところに、「ビキニの水着」とあったからだ。絶対に「ビキニの水着」が必要かを尋ねると、「皆がビキニの水着を着てクリームを塗ってマッサージする」という……。

とんでもない!!　なぜなら、私のサイズのビキニなんて……ない!!

万が一、かなり伸びるものがあったとしても、想像したくない光景が目に浮かぶ。出っ張ったお腹でビキニがどこにいったのやら……という姿が……。

私は引き締めクリームとやらを買って、お風呂上りに届く範囲、塗るだけにした。詳しくは聞かないでほしい。なぜなら、背中、お尻など届いていなかったのだ!!　手が短いと思っていたが、太っていたことで腕周りの肉が邪魔をし届かなかったということも、あとでわかったのだ。だから当然、届くところにしか塗っていない!

それでも、ダイエットを始めて一カ月もすれば、なんと背中に手が届くようになっていたのである。

いきなり運動をしない！

私の体重は80・８キロで身長は１５６センチ。だから適正体重は53キロから54キロということになる。これはあくまでも目安なので、本当は自分の一番動きやすく体調がいい、そのうえ体の均整が取れた状態であれば、そのときの体重が一番「適正な体重」といえる。しかし百歩譲っても、私のこのときの体重では「適正体重」ではないことはおわかりいただけるだろう。

私の知り合いで、ボディビル西日本チャンピオンの小杉星《こずぎのぼる》さんという人がいるが、小杉さんいわく「藤井さんは、いきなり運動すると膝やそのほかの骨に異常が出るよ。食べ物で調整したら」とアドバイスをいただいた。

運動することは大切ではあるが、今までほとんど運動をしたことがない私は、少々運動をしたからといってカロリーはそんなに簡単に減るわけではないのだ（表８参照）。

■表8　運動による消費カロリー　（1時間あたり。単位：Kcal）

睡眠	55	階段の昇降	353
自動車の運転	100	ゴルフ（丘陵）	376
岩盤浴	153	腹筋	426
ゆっくりした歩行	161	テニス	440
入浴	174	スキー（滑降）	440
勉強	197	登山	445
自転車	230	ジョギング	516
サイクリング（時速10km）	279	筋力トレーニング（ダンベル運動）	616
ゴルフ（打ちっぱなし）	255	水泳（平泳ぎ）	686
急ぎ足	286	水泳（クロール）	1303

※女性、男性、年齢、体重によって差が生じるので、あくまでも目安です。

それどころか私の場合、運動したことで安心して食べてしまいそうである！

ある程度体が軽く感じるようになり、動きやすくなったときから健康のために継続できる軽い運動を毎日取り入れていくと、相乗効果が出るという。運動の苦手な私にとって、非常にありがたいアドバイスだったのだ。

消費カロリーと体重の関係

表8と表9を見ると、思ったより食べているカロリーは多く、消費できるカロリーは少ないものである。

体重は1キロをカロリーに換算すると7000キロカロリーになる。基礎代謝と運動などで

■表9 食べ物のカロリー (単位：Kcal)

みかん（1個）	30	バナナ（100g）	70
無糖ヨーグルト（100g）	60	プロセスチーズ（1個）	85
ご飯（茶碗1杯）	220	食パン（6枚切り）	150
もち（100g）	235	そうめん（1束・50g）	178
生たまご（1個）	85	牛乳（100g）	120
プリン（1個）	200	アイスクリーム（110g）	200
ショートケーキ（1個）	300	大福（1個）	235
鮭の塩焼き（1切れ）	140	秋刀魚（1尾）	434
うなぎ（蒲焼1串）	264	たらこ（1腹・70g）	98
牛バラ肉（100g）	371	豚バラ肉（100g）	385
とりもも肉（100g）	200	とりささみ（100g）	100
ベーコン（100g）	324	枝豆（ゆで・100g）	76
ラーメン（1杯）	450	きつねうどん（1杯）	410
ざるそば（1人前）	300	たぬきそば（1杯）	405
ピザ（1人前）	400	マカロニグラタン（1人前）	520
ぎょうざ（5個）	200	シューマイ（3個）	260
エビピラフ（200g）	430	五目チャーハン（160g）	505
からあげ（5個）	200	とんかつ（100g）	355
タラコスパゲティ（1人前）	565	ナポリタン（1人前）	705
ハンバーグ（80g）	400	サーロインステーキ（150g）	440
ポークカレー（1人前）	700	ビーフシチュー（1人前）	280
ハンバーガー（1個）	550	カツ丼（1人前）	900
ポテトチップス（1袋）	1050	ビール（5.0%・100mℓ）	42
日本酒（15%・100mℓ）	105	ウイスキー（100mℓ）	248
赤ワイン（12%・100mℓ）	70	焼酎（甲類）（180cc）	370

※成人男性の1日の必要カロリー量は2500Kcalです。

７０００キロカロリーを消費すると脂肪が１キロ減る計算になるのだ。

消費カロリーから摂取カロリーを引いた値が、体から減ったカロリーとなるので、１カ月に１キロ減量する場合、

消費カロリー－摂取カロリー＝７０００キロカロリー

を達成すればいいことになるが、カロリーだけに注意をして食事量を減らすと、同時にビタミン、ミネラルなどの微量栄養素も減ることになる。

体は微量栄養素が減っている要求としてさらに食事量を増やそうとしてしまい、リバウンドをするのだ。したがって、カロリーを減らして減量をする場合、ビタミン、ミネラルをしっかり補給するしかないのである。

３日間のお試しダイエット

まず３日間はプロテインとサプリメント（酸素水があればなおいい）を使う。

プロテインは、基本的には食事の代わりに一食でしっかりと使うのではなく、私は普段、

お腹がすくと、みぞおち辺りがキュッと締まるような感じになるが、その状態が消える程度の量を少しずつ飲んだのである。みぞおちの辺りの締まる感覚がなくなれば、プロテインはそれ以上使わない。

この3日間は頻繁《ひんぱん》にお腹がすくので、プロテインを小刻みに回数を多く使った。まるで乳児に母乳を与えるときの感覚だ。乳児は一度に大量の栄養を取り入れることができないので、一日に何度もお腹をすかせる。私も少量を何回も摂取したのである。男性、女性、年齢、体重によって量と回数は異なるが、みぞおちの締まる感覚がなくなれば、一回の摂取量は終わりである。

サプリメントは種類を多く食べていくために、一日の量をできるだけ小分けして、一日かけて食べていった。

3日間は、とにかくプロテインとサプリメントと水のみである（137ページ、表10参照）。「脱！ 炭水化物（ご飯、麺類、芋類、パン、小麦製品など）」を徹底するのだ。

ただ、主婦は毎日の食事の支度が待っている。これが一番つらいところだ……。私は食事はできるだけ家族の好きなもので、自分が嫌いなもの（がなければ、食べなくても辛抱できるもの）を作るようにした。家族が好きなものであれば、残る心配もない。当然、残らない量を考えて材料を買い、作るのである！

「食事を自分が作らなかったら、もっと簡単にダイエットできるのに……」と以前、ダイエットを本気で考えていないうちは、主婦であることを言い訳にしていた。せっかくダイエットをしても、買い物に行って食べ物を見たら断念してしまうのではないか、食事をしている最中にも「次の食事は何を作ろうか」と考えてしまうだろう……といった具合である。

今回は、そういったことがないように一週間ぐらいのメニューを先に考えて始めることにしたのだ。買い物に行く機会も極力減らして、どうしてもその日に購入しなければいけないものだけを買いに行く程度で、ほかの食材を見ないようにした。

そのうえ、普段からテレビをつけても食べ物の番組をわざわざ選び、考えていることは食べることばかりという思考を、趣味や仕事や本を読むなど何か自分の集中できることに置き換えるようにしたので、案外簡単にできたのである。

ダイエットを始める前の不安な想いは私にもあった。しかし実際やってみたら、そんなに大変ではない。その大きな原因は、ビタミンとミネラルをしっかりと補充したからであろう。

三日坊主という言葉があるが、私は一日坊主、いや一回坊主を毎回続けるつもりで始めた。こうして気がつけば1日たち、2日たち……と、2日目には食事を作っていても、考

■表10　お試しダイエット

最初の３日間

・プロテイン
・46必須栄養素の強化ができるサプリメント（種類を多く取る）
　海草や緑黄色野菜の凝縮、活性酸素除去サプリ、免疫を上げるサプリ、解毒と細胞浄化促進サプリ、関節の健康をサポートするサプリ、肝臓の健康をサポートするサプリ、スタミナをサポートするサプリ、アンチエイジング過程をサポートするサプリ、分離タンパク質での体脂肪減少をサポートするサプリ、基礎代謝率をサポートするサプリ、骨密度を正常に維持し、骨を強化するようサポートするサプリ、ＥＰＡ（イコサペント酸）、ＤＨＡ（ドコサヘキサエン酸）、コエンザイムQ10、花粉、赤血球の形成を助ける栄養、乳酸菌、ビフィズス菌、ウコン、冬虫夏草、オメガ３、オメガ６、エネルギー源の燃焼をサポートするサプリ、キトサン、食物繊維、グルコサミン……など
・サプリメントの吸収力を上げるフルボ酸
・細胞の大きさを戻さないノニ
・細胞の引き締めを強化するアロエベラ
・酸素水
・肌を引き締めるクリームなど
※石油系の入浴剤やボディシャンプーは避ける。
　食事不可

４日目以降

《上記３日間と同じもの》
　　＋
・炭水化物（１日お茶碗１杯分）
・おかずは何でも可能
・腹６分目を守る
※サプリメントの使用時は、お茶、紅茶、コーヒーなどのカフェインは前後１時間以内を避けて飲むと、吸収率がいい。

えることは、「痩せたらどうしよう！」と楽しくなっていた。すでに「苦しい」という感覚はなかったのだ！　お腹がすいてたまらないという思いも、プロテインを使っているので、ない！　久しぶりにお腹が一杯で苦しいというのがなかった3日間だった。

この3日間がクリアーできれば、4日目からのダイエットに取り組むのである。

3日間をクリアーできなかった人は、4日目からのダイエットは避けてほしい。「同じようにダイエットを始めたのに思うように体重が減らない……」と言われた人の内容を詳しく聞いてみると、3日間を無視して4日目からのダイエットをされた人が圧倒的に多いのである。逆に、この3日間をクリアーされた人は、私を含めて4日目から非常にいい状態で、体重が落ちていったのだ！

「え〜、お母さんじゃないみたいでイヤだ……」と娘が言う。

何かの変化を起こすと、決まってその行為をストップさせてくれる人が現れるものだ。目的を達成するまでたくさんの言葉を浴びせかけられる。どちらかというとその言葉に惑わされず自分がどこまで信念を貫き通せるか、今思えばその誘惑に勝っていくことのほうが案外大変であったような気がする。そうやって言ってくれるのは、ほとんど太っている人であった……。

なかには初めから賛成してくれる仲間もいる。考えてみると、その人たちは自分も頑張るぞ！　という信念を持った人たちであったことに間違いない。前向きな人ほど他人の変化を喜び、賛成してくれるものである。そんなものかもしれない。

私が通っていた大学は芸術が専門の学校であった。就職活動のさい、一人だけ金融会社を選んだことを先生からも友人からも「変わっている」「止めておけ」と言われた。大学で生かしたものを仕事に結び付けたほうが無難だというのだ。

しかし私には目標があった。いつか自分自身の会社を興すこと。そのために世の中の業種をすべて知り、その裏情報を得ることで自分に合った会社を探したかったのである。後悔はしない。目標があったからこそ一生懸命に頑張れた。

大学の友人たちはそれぞれの道に進み、１年、２年たつうちに辞めていった。数年たち、友人たちは私に「自分で決めた道に進んで後悔しなかったのはあなただけ。良かったね」と言ってくれた。

何か人と違うことをしようとすると、かならず行く手を阻まれることがある。それは言葉であったり、何かの事情であったりするが、どんな状況でも達成できる人は目的意識がはっきりしているということだ。達成すれば周りの言葉も、事情も変えてしまうことができるのである。

しばらくして娘は「お母さん、痩せて良かったね」と言って、いっしょに買い物に行くようになった。貫き通したあとは、変化に対するマイナスの言葉は出ないものである。

4日目からの体重の減らし方

4日目は、私の好きなものを夕食に作ることにした。今までのように大量の味見をすることもなく……本当に味見程度でやめられる自分がいた。

そして、家族のものを個々に盛り付けをして、私のところには取り皿とお箸のみ……。「少しちょうだい……」と言うと、娘は「えー……」と言いながら一口、差し出してくれた。

この3日、固形らしきものを口にしていない私は、次に貰えないかもという思いもあったせいか、すぐに飲み込まず、ゆっくりと噛み締めていた。今まで人より早く、人より多く食べることが当たり前になっていた私が、初めて「食べられることに感謝」をした一瞬だった。

この日は、腹3分目ぐらいで非常に満足したのである！　当然、ビタミンとミネラルをこの日からもしっかりと補充する。プロテインとサプリメントと水が基本である。

岡田さんから、以前ヨガ道場で断食をしたときの話を聞いたことがある。25日間の断食が終わって、喫茶店でたまたま一口のケーキを食べてしまったあと、しばらくケーキばかり食べたくなったというのだ！

そういえば、術後で断食状態だった人の一番初めの食事は、おも湯から始まっておかゆになり、ご飯になる。1回目の食べ物や、食べ方があとに響くようだ。

ダイエットも同じで、4日目の食べ物の質と食べ方は非常に大切である。ゆっくり嚙んで飲み込むようにしたほうがよいのだ！

4日目からは、基本的には一日一膳のご飯はOKである。1日にお茶碗1杯といったら、「どんぶり鉢でもいいですか？」と聞かれたことがあるが、普通のサイズのお茶碗に軽く1杯を目安に考えてほしい。

1日に3食を食べる人は、お茶碗1杯の量の3分の1を3回にわけて食べることになる。大きな一口で食べてしまったら1回で終わってしまうので、注意が必要だ！ トータル「腹6分目」であれば、おかずは炭水化物以外なら何を食べても大丈夫。私はご飯を少しずつ何回も口に運ぶようにした。冷ご飯であれば、けっこう食べた気がするので助かった！

ジャガイモなどの炭水化物を食べる場合は、お茶碗の中に入る大きさでイメージする。

その容量の1杯分で炭水化物は1日分として終わりである。パンも同じで、膨らんでいる状態のものがそのままお茶碗に入っていることをイメージしての、お茶碗1杯分である。麺類も同じようにお茶碗の中に入る容量で量を決めていく。ただし、パンはけっこう早くお腹がすいてしまうことが多いので、私は極力避けたのである（133ページ　表9参照）。

食べ方のコツ

食事の取り方は、

①冷まして食べる

②ゆっくり食べる

③少量ずつ食べる

が基本である。

おかずは何を食べてもかまわない。実際、何を食べてもかまわない。なぜなら、食べ物を厳しく制限してしまって、あれもこれも完璧にやろうとすると「ストレス」が溜まって逆効果だ。ストレスは過食の原因になるので、私はおかずに制限をしなかったのである。

ただし、全体的に「腹６分目」を忘れてはいけない。「６分目」というと、きつそうに思う人もいるが、先の３日間のことがあるので案外簡単にやれる人が多いのだ。

「残すことにためらわない」ということも忘れないでほしい。家での食事であれば、今食べなくても、また次の食事の時間に食べればよいのだ。

４日目以降も、みぞおちの締まる感覚（お腹がすいた感覚）が、食事から食事の間に起こると、プロテインでその症状を消していった。もちろん、サプリメントは毎日、補充するのである。

ダイエットは目的の体形になるまで、この４日目以降の食べ方も非常に大切である。

余裕があっておかずをさらに気をつけたい人は、牛肉より豚肉、豚肉より鶏肉がお勧めだ。油ものが食べたくなれば、よく「鳥のから揚げ」を食べた。しかし、酸化した油や電子レンジで温めたものは、体の中で活性酸素を大量に発生させてしまうので、できるだけいい油でから揚げした「手作り」のものを食べるようにしたほうがいい。

体に活性酸素を発生させるな！

呼吸により人の体に取り込まれた酸素は、原子の周りに8個の電子を持ち、それぞれ2つずつがペアになって安定する。ペアにならないものがあると、細胞を酸化させて傷をつける。これらは「フリーラジカル」と呼ばれ、何種類かのタイプの中で一番攻撃的なものが「活性酸素」である。

体内で活性酸素になるのは2～3％であるが、通常は体の中の酸素の量で充分分解できる。また、活性酸素は体を守る役割も多少はある。しかし私たちの現代の生活環境と生活習慣によって大量に発生すると、それらはマイナス電子としてプラス電子を持った物質からどんどん原子を奪い、結果的に細胞膜や遺伝子ＤＮＡが傷つけられ、細胞の機能の低下に繋がるのだ。

活性酸素が発生する原因は、ストレス、激しいスポーツ、タバコ、車の排気ガス、工場の排煙、紫外線、放射能、大きな手術、電子レンジや携帯電話、パソコンなどの電磁波、暴飲暴食、病原菌の侵入、そのほか体内に食品添加物、洗剤、農薬、医療品などの化学物質が入ってきたときや、怒ったりびっくりしたりなどでも発生する。これらの生活環境と生活習慣を繰り返し活性酸素が大量に発生すると、体の中の酵素だけでは修復が不可能となる。

私たちの体は約60兆個の細胞でできているが、分解できない活性酸素により、細胞が「酸化」していく、いわゆる「錆《さ》びた」状態になり、現代の大半の病気の原因となるのだ。ガン、アトピー性皮膚炎、アレルギー、心臓病、脳卒中、糖尿病などの、全ての血液の病気、そのほかシミ、シワの原因になったり、老化のスピードを早めたりもする。これらは体が「酸化」していると考えられる。

活性酸素が体の中で多く発生する生活習慣を送りながらダイエットを行うと、結果として若々しくきれいに痩せることからかけ離れてしまうのである。

サプリを食べているのに病気になる生活習慣

よい食材を使っても、電子レンジで「チーン」としたものは、活性酸素が体内で多量に発生してしまうため、体は酸化して痛んでしまう。

「サプリメントを使っているのに病気になった」という人の多くは、通常の生活をしているように思っていても、電子レンジに限らず今の生活環境や生活習慣を見直す必要があるのだ。

サプリメントで補充していても「ミネラルやビタミンを壊してしまう行為」や、しっかり取っていても「栄養が吸収されにくい生活習慣や腸内環境」、取っているつもりが「偏った微量栄養素の補充により排泄されていた」とか、「補充する量が少なすぎる」など、そのほか「病気になるような行為」も考えられる。まず、それらの生活習慣の改善を意識しながら始めるようにしたほうがよい（第2章の表1〜3、50ページ参照）。

生活習慣で避けられるものはできる限り避けて、それでも多く発生してしまう「活性酸素」に関しては、除去できるサプリメントを取り入れることが必要である。

こういったことに気をつけながら、4日目からの食生活は1日にお茶碗1杯とおかずは制限なし。そして「腹6分目」を守り続けることにより、私自身は適性体重まで減らしたのである。4日目以降もプロテインは必要に応じて使い、サプリメントは毎日取り続けていく（不定愁訴がなくなったあとは、1カ月のうち数日サプリメントは休み、そのほかの日はバランスよく毎日取り続けていく）。

適正体重や目標体重になったあとも、サプリメントは現代の健康を維持していくために不可欠なので、取り続けたほうが賢明なのである。

スタートにピッタリの季節

ダイエットは、女性に限らず男性も夏に向けて行う人が比較的多い。夏は肌が露出している割合が多く、上着などで隠しきれない。また、水着を着るなど体の線の出やすい服装が多いから夏に向けて始めるのだろう。

たしかに、アゴと首の境目がわからないため、どこまでが洗顔でどこまでがボディシャンプーを使うのか、自分以外の人にはおおよそ見当がつかないお福さんのような顔、ボンレスハムのような背中の肉、「自衛隊に入りませんか」と言われるぐらいの逞《たくま》しい腕、くまのプーさんのような出っ張ったお腹、ショーツがつねにハイレグ状態になる腰の肉、大股に歩けない引っついた太もも、ブーツでうっ血してしまうクビレのない足首……どう考えてもかなり重ねて着こなさなければ隠しきれない。

春夏秋冬で一番、食べ物が美味しく感じるのはどの季節かを聞くと、ほとんど秋から冬にかけてという人が多い。たしかに「秋の味覚」というぐらいなので、私もその季節からの食べ物は断然、美味しい気がする。

今までダイエットを春から初めた人は、比較的、食べたいものを辛抱しやすい時期で、食べ物を減らせたことでビタミン、ミネラルも減ってしまうものの実際、夏には少し体重を減らすことができる。しかしリバウンドになりやすい絶好の環境の体は、秋に美味しい食べ物が市場に並んでいるのを見て耐えきれず、口に入れてしまったとたん、ビタミン、ミネラルをもとに取り戻すため、よりいっそう食べ物を要求してしまう。

おわかりのように秋から冬にかけての2シーズンは、美味しい食べ物がたくさんあるために、今まで辛抱していたものが我慢しきれず、「また春から始めたらいいか……」と、小さいリバウンドを毎年繰り返すことになり、その積み重ねでダイエットすることに自信を失ってしまう人も多いのではないだろうか。ダイエットは繰り返すほど、成功率は低くなってしまうのだ。

ダイエットを始める時期は、自分にとって一番適正な季節を考えてから始めるほうが失敗は少なくなる。

結果としてダイエットは春夏秋冬を見たときに、ほとんどの人は秋から冬にかけて始めたほうが成功率は高いといえる。ダイエットを始めたころは意識も一番強いから、気分的にも頑張りやすい。一番食べ物が豊富に出てくる秋ごろに始めると、冬が来て「せっかく秋に頑張ったのだから、それを無駄にしたくない」という気持ちになれるのだ。そして、春、夏と非常に楽に越しやすいのである。

1年間も食べ方を変えると、当然、食べ方が身についているので、次の秋が来たときには「前回やったから大丈夫」と思える。

時期を変えるだけで、ダイエットは成功しやすい。春夏秋冬でどの季節の食べ物が一番自分は好きか、季節の食べ物を確認してからそれぞれの季節で始めるといい（表11参照）。

■表11 季節の食べ物と旬の食べ物、行事など

月	行事	季節の食べ物・旬の食べ物
1月	お正月（お雑煮、おせち料理） 新年会	あんこう、サワラ、スケトウタラ、スズキ、ハマチ、はたはた、ブリ、小松菜、カリフラワー、春菊、大根、ニラ、ねぎ、ブロッコリー、ゆず、ほうれん草、三つ葉、山の芋、レンコン、みかん
2月	節分 バレンタインデー	いわし、サヨリ、サワラ、しじみ、ハマチ、マグロ、もんごういか、鯖、マダラ、ウド、からし菜、カリフラワー、京菜、大根、三つ葉、ニラ、ねぎ、ブロッコリー、わけぎ、みかん
3月	ひな祭り（ちらし寿司）	あさり、いいだこ、鯖、サヨリ、サワラ、しじみ、にしん、はまぐり、ブリ、ウド、からし菜、京菜、キャベツ、玉レタス、ニラ、フキ、みかん

月	行事	季節の食べ物・旬の食べ物
4月	山菜ごはん	かつお、キス、サヨリ、しらす、とびうお、ニシン、ブリ、マガレイ、マス、からし菜、キャベツ、絹さや、グリーンアスパラ、ウド、ごぼう、たけのこ、フキ、イチゴ、グレープフルーツ、バナナ
5月	子供の日（ちまき、柏餅）	鮎、マイワシ、舌ヒラメ、とびうお、マガレイ、マアジ、キス、マグロ、イサキ、インゲン、フキ、絹さや、キャベツ、ジャガイモ、たけのこ、グリンピース、玉ねぎ、ピーマン、甘夏みかん、パイナップル、メロン、バナナ、いちご
6月		鮎、イサキ、舌ヒラメ、スルメイカ、とびうお、マガレイ、マイワシ、マアジ、キス、モンゴウイカ、マグロ、インゲン、絹さや、かぼちゃ、きゅうり、ジャガイモ、グリーンアスパラ、グリンピース、ピーマン、玉ねぎ、ナス、オレンジ、バナナ、甘夏みかん、グレープフルーツ、メロン、パイナップル
7月	七夕（そうめん、冷麦） 土用の丑（うなぎ）	イサキ、うなぎ、シイラ、舌ヒラメ、スルメイカ、マアジ、マイワシ、鮎、マグロ、モンゴウイカ、インゲン、かぼちゃ、きゅうり、玉ねぎ、ジャガイモ、セロリ、とうもろこし、ナス、ピーマン、ミョウガ、桃、スイカ
8月	お盆（おはぎ、餅、だんご、そうめん）	鮎、舌ヒラメ、スルメイカ、太刀魚、マカジキ、モンゴウイカ、枝豆、インゲン、オクラ、きゅうり、サトイモ、トウモロコシ、トマト、ナス、セロリ、ピーマン、みょうが、レタス、スイカ、梨、ぶどう、桃

9月	秋分の日（だんご、おはぎ）	アサリ、いなだ、カマス、秋刀魚、鯖、芝えび、舌ヒラメ、マカジキ、カキ、太刀魚、はまぐり、たこ、わかさぎ、きゅうり、栗、サトイモ、玉ねぎ、サツマイモ、ジャガイモ、白菜、ナス、生しいたけ、人参、梨、カブ、いちじく、ぶどう
10月		栗、小松菜、ごぼう、サトイモ、サツマイモ、ジャガイモ、レンコン、玉ねぎ、生しいたけ、長いも、人参、白菜、柿、梨、ぶどう、みかん、りんご、キウイフルーツ
11月	かにの解禁	アナゴ、イナダ、カキ、かに、カマス、鯖、鮭、芝エビ、たこ、太刀魚、はまぐり、わかさぎ、カブ、カリフラワー、小松菜、ゴボウ、長いも、春菊、大根、生しいたけ、人参、葱、白菜、ブロッコリー、ほうれん草、三つ葉、レンコン、柿、みかん、りんご、キウイフルーツ
12月	クリスマス 忘年会 大晦日（年越しそば）	アナゴ、イナダ、カキ、コノシロ、鯖、鮭、サワラ、たこ、はまぐり、芝エビ、カブ、カリフラワー、ごぼう、小松菜、春菊、大根、長いも、ニラ、人参、葱、白菜、ブロッコリー、ほうれん草、三つ葉、レンコン、みかん、りんご

山菜には意外な落とし穴が！

食事の内容で私が気を使ったことは、お味噌汁などの汁物だ。今まで汁物の椀の底が見えるまで食べないと気がすまなかったのが、胃の容量を大きくしないために、汁物は中の具だけを食べるようにした。

うどんやそばを食べたときも同じである。汁はほとんど味見程度で、麺自体は炭水化物であるから、お茶碗1杯をイメージして食べ、できるだけトッピングをたくさん入れて、そのトッピングを食べている感じであった。

しかし、山菜うどん、山菜そばなどの「山菜」は要注意である。山菜を大量に食べると、46必須栄養素のビタミンB群のつながりを断ち切るのだ。これは山菜うどんや山菜そばに限らず、春先になると山菜がたくさん出てくるので、できるだけ私は避けるようにした。

こうやってダイエットをしていると、私は先に体重が落ちだしたのである。そして、しばらくたつと、同じような食生活をしているにもかかわらず、体重が止まってしまったのだ！　その代わり体脂肪計を見ると、今まで変わっていなかった体脂肪が、いきなり減りだしたのである！

体重が減るのが止まると体脂肪が減り、体脂肪が減るのが止まると体重が減り……と繰り返した。こうなると、毎日体重計にのるのが楽しみで、決まって朝に体重計にのって計った。今までは体重計の前は素通りする私だったが、暇があると体重計にのっていた。

ダイエットを始めたころは、お腹が「グ～」と鳴るときもあった。始めは「気のせい、気のせい」と思っていたが、このころの私は「グ～」と鳴ったら「体の脂肪が解けている音がする！」と感動しながらプロテインを使っていた。

体は締まっていくが、体重が変わらないときもあった。

自分の体の変化を楽しみながら体は非常に軽くなっていき、動きやすく疲れにくい状態になっていったのである。

体重が動かなくなったときに

それでも、体重と体脂肪の両方が落ちないときが3カ月後にやってきた。ボディビルチャンピオンの小杉星《こすぎのぼる》さんからのアドバイスで、

「体重が落ちにくくなったら、2～3日間だけ炭水化物をいつもの倍、食べたらいいよ（倍というのは、お茶碗2杯のこと）」

私は思いもかけない言葉にびっくりした。

小杉さんいわく、体重はその間、1～2キロ重くなるが、その後また炭水化物を1日お茶碗1杯にしたら、一気に体重が動く……というのだ。

炭水化物を倍取った分、おかずを減らし、腹6分目をこの間も守って食べた。

そうすると……なんと体重が2キロ強増えたにもかかわらず、合計4キロ以上が減ったのだ！……この原理はあとあと体重を維持していくために、非常に役に立つことになった。

今はすでにダイエットを意識してはやっていないが、食べ過ぎてしまったときは、そのあと2～3日だけ炭水化物を抜くことで体重がもとに戻る。

この話を娘が聞いていたのか、彼女は炭水化物（2杯）を一生懸命食べて、おかずもたくさん食べて……太った！

当然である。腹6分目を忘れて、お腹一杯食べて、さらに炭水化物を増やしたのだから。

体調はつねに自分で確認する

このダイエット中に、万が一、体調がすぐれない日が続いたり、手や足の先が冷たく感じたり、めまいがするなどの場合は、速やかにダイエットを中止したほうがいい。血液の循環が非常に悪くなっているなど、体が変化に対応できていない証拠なのだ。

一時期的なことであれば数日、炭水化物を1日2杯食べて、しばらく様子を見て、体調がよければ、また4日目以降の「炭水化物1日1膳ダイエット」を始めてみたらいい。この場合、初めの3日間のお試しダイエットは必要ない。

また、体調のすぐれない人は、しっかりと微量栄養素を普段から取り入れて体調を整えた状態からダイエットを始めることをお勧めする。

私のダイエットは、真剣にやった3日間と楽しんでやれた3カ月間、そのあとは同じ食べ方で、気がつけば最高23キロの減量、平均21キロ減ったままで希望体重を維持できている。

健康的に痩せると、以前より若く見られることが多くなった。

私の一番嬉しいことは、娘が小さい頃のようにいっしょに出かけることを喜んでくれることである。それに、買い物に行ったさいに洋服に選ばれるのではなく、洋服を選ぶことができるのだ。

以前の癖で「この服、はいります?」と店員さんに尋ねると、最近の答えはこんなふうに変わったのだ。

「もちろん、はいりますよ。ぜひ、試着してみてください!」

今の自分に納得できていないなら、1日でも早くそのストレスを解消できると、これからの人生が楽しくなる。一生そのままの姿で「昔はこんなに太っていなかった……」という昔話をし続けていくより、「今が一番素敵な自分」に早く出会ってみてはいかがだろうか。

第5章

未来を楽しむために

70%の人が「健康・収入・老後」に不安

健康と収入と老後の不安を抱えている人が日本で70%いると、以前、新聞やテレビで報道されていた。約70%の人は、この3つの不安を「解決したい」と考えているということになる。あとの30%の人は、今、目の前の現実しか考えられないのか、気づいていないのか、または、何かすでに得策があるのだろう。

岡田健作さんは私に、「この3つの不安を解決できたら、きっと心豊かに過ごせる」と言った。

何のために生まれてきたのだろうか。ただ生きているだけというのはつまらない。何のために毎日働いているのか。たしかに今の生活を維持するのに必死になっているだけなのかもしれない。

私は大学を卒業後、やりがいのある仕事をしていた。月曜日から土曜日まで、ほとんど眠る時間を削って……。やりがいのある仕事をしているわりに、土曜日の夜に「明日はやっと眠れる！」と思い、日曜日の朝に「明日からまた仕事……」と思ってしまう。こうして休んだようには思えない休日を過ごす。ただ、たくさんのお給料とボーナスをいただいたときには、本当に休まず働けてよかったと感謝していた。

今の世の中で、女性が納得できる仕事を持って、思うような収入を得られるというのは幸せである。

私は32歳で会社を興したかった。その勉強のために金融会社を選んだ。将来どんな会社にするかを、いろいろな職種を知ってから選びたかったので金融会社へ入社したのだ。調べれば調べるほど、日本には残念ながらこれからの時代を生き残れる仕事は、ほとんどないように思えた。何かを始めてもリスクの方が大きすぎる。そう思ったとき、このままこの会社に一生いる方が無難かとも考えた。

しかし、いつまで働けるのか、定年後はどうするのか……退職後から年金を貰うまでどれだけの年数がかかり、その間の生活費はどうするのか、そのための貯蓄はいくらいるのか……。

少子化が進んで私たちの貰える予定の年金はアテにできない。定年してから数年後、万が一、年金を貰えたとしても、その間はどうやって食べていくのか。

「定年」は入社したときに決まっていたはずなのに、予定の時期よりも早く退職を促す企業が多くなった。60歳定年がいつの間にか55歳に、48歳のところもある……38歳でなんと定年になる大手企業もあるのだ！　企業は容赦なしだ！

退職後にあわてて生活のために何かをするより、今、少しでも早いうちに情報収集した方がいいのではないだろうか。

人生は一度きりである。今、多少苦労をしてでも、長い人生のためにベストな道を選択すべきと思う。ましてや今のままでは「いつまで体がもつか」と考えていた。体を壊すと収入はたちまち途絶えてしまうのだ。今、時間をかけてでも、多少の苦労があっても、今が一番若い！　私は5年たらずで会社を辞めた。

女性は結婚すると、その後の正社員としての雇用は難しい。いくら今まで大手企業に勤めていても、パートかアルバイトでの採用がやっとである。男性でも就職口がない時代なのに、女性はもっと厳しいのだ。

女性の力を発揮できなくて、歯がゆい思いをしている人は私の周りでも多くいる。子どもを出産したことで社会に復帰できない女性たち。しかし給料カット、ボーナスカットなど非常に厳しくなる中、主婦たちは主婦だけでは生活していけない状況なのだ。決して贅沢をしてきたわけではないのに、毎月の収入の中で「冠婚葬祭入らないで」と思いながらの暮らし……、大した預金も当然、残せない。しかし、とくに今困ることがなければそれでよし、として毎月をなんとか過ごしてしまう。

お勤めをしている先からボーナスカット、減給、リストラ、倒産と、まさか自分には起こらないと思っていたことが身近で聞く時代。他人事ではないのだ。

お勤めしていても、自営をしていても、まず一番失っては困るのが「健康」である。健康がすべてではないが、健康を失ったら、もとも子もない！

そしてお金がすべてではないが、お金がないと生活しにくい日本でもある。マンションを経営している、駐車場を経営している、不動産を貸している、何かの印税収入が入っているような人は、自分の健康を失っても時間とお金の確保ができているため、家族の生活の心配は少ないだろう。なぜならこういった人たちは、自分の人生の時間を毎月、お金を稼ぐために提供しているわけではないからである。

しかし、一般的にそういう収入の得かたをしたくても、「運」があるかどうかでほとんど縁がない。それもそのはずで、そういう人たちは日本で１％しかいないのだ。

健康を失った時点で、ほとんどの人は収入が途絶えてしまう。従業員として働いたり、パートもアルバイトも含めて自分の人生の時間を提供することで収入を確保している人たちは毎月、定期的に収入が入ることで、永遠に働ける環境がそこにあると錯覚を起こしてしまうのも特徴である。

万が一、自分の健康が失われたら、万が一、介護を必要とする身内が出てきたら、万が

一、会社の都合で給料カット、ボーナスカット、リストラになったらどうするのか。社長業をしている人のほとんどは、5年先どころか1年先の自社の状況が見えないという。しかし社員は、家を買う、車を買うなど先払いの負債を抱えてしまう人がやたらと多いのである。

いつかは社長になりたいという人も多い。自営というと社長業以外に医者、会計士など個人で経営をしている人も含まれるが、事業家の人の多くは、自分に万が一のことがあれば会社の存続はむずかしいという。特殊な免許が必要な職業にいたっては、もしものことがあればなおさら「代役がない」というのだ。チェーン店のような規模で会社がシステム化されていれば、社長という存在に何かあっても会社の存続には関係ないのかも知れないが……。

私の尊敬するもう一人の恩師の素敵なお家は、小高い、景色のいい一角に建っている。「一括で支払える金額ができてから家を買った」と気さくに言われるが、過去にご自分の会社を倒産させ、数億の借金を抱えながら50歳で人生を再スタートさせた人物である。今までの常識なら、とても普通に生活ができる状況ではないはずだ。

ここで人生の分かれ道となる。

自分に対しあきらめてしまうのか、少しのチャンスでも生かしていくのか……常識を覆《くつがえ》し自分に柔軟性をもたせ、今のままではどうにもならないのであれば、変化を起こすしかないのだ。

変化を起こすのは非常に「勇気」がいるが、その人のように、すでに自分の人生の時間を提供しなくても収入が確保できるようになった人は実際、たくさんいるのである。

過去の年収の平均額が６００万円といわれた時代から、年収３００万円と呼ばれたついこの間までの日本の状況。今や年収１００万円でどうやって過ごすのかという本まで出ている。なんとかうまくやりくりできたとしても、健康的な栄養が取れるような食生活は望めないし、なによりストレスが大きい。ストレスは健康を大きく左右するので、健康を失えばまたお金もかかる!!　まったく「悪循環」である。

「健康は大切だが、収入のことはなんとかなるか……」と言う人も多いが、収入が入ってすぐに、あの支払い、この支払いを済ませたら、残るのはたったこれだけ……と思った瞬間のストレスはないほうがいいではないか。

いつまで生き延びられるかという我慢《がまん》比べのような生活や、いつまで健康でいられるのかと不安を抱えながら生きていく毎日に変化を起こすためには、柔軟性のある自分に変わること、情報を得る姿勢を持つことが大切である。

情報を得られる自分になるためには、話すことより「聞く耳」を持つことである。

情報量の差によって格差が開いてしまうからだ。

「転ばぬ先の杖」ではないが、自分に何かできることはないのか、今までの自分の中で決めつけていた常識や世間一般のありきたりのものさしを外して、今は世の中を見るべきである。

なんとか会社にいさせてもらうことを考えながら、多少不安があっても運に任せていくのもたしかに一つの選択ではあるが、いつ自分の身かと不安を抱えながら収入を得ることは、かなりのストレスだ！

ストレスは健康への悪影響だけでなく、「太る……」のだ。

理想の仕事

ストレスは、理想の仕事があればずいぶん軽減できる。

できれば「客」でありながら収入を得られる仕組みがあれば、会社から「いつまでもいてもらいたい」と思ってもらえるだろう。そのためには、会社が人をたくさん増やしていく目的があれば、人員整理ということにならないはずだ。人を増やすことが結果として世の中に貢献できることになるなら、たくさんの人たちの輪ができるだろう。

会社とそこで仕事をする人が上下関係なく付き合っていける空間があれば、本当にストレスはなくなるのではないだろうか。

さらに女性も男性も隔たりがなく、年齢も関係なく人の力を借りることができて、自分の能力がなくてもチームを組んでやれる仕事。依存心は禁物ではあるが、向上心に溢《あふ》れた人たちの輪ができることで自分の向上につながるものがあれば最高である。

「健康、収入、老後の不安」が70％の人たちのストレスならば、それらを解決できる内容が仕事だったら、非常に世の中に役立つだろう。周りの「健康、収入、老後」の不安を解決していくのが仕事であれば、周りを豊かにしていきながら自分も豊かになるという、人との常によい環境が得られるのである。

そして収入が増えるほど時間のゆとりと自由ができる。周りの人から感謝をされるような仕事。定年なくいつまでも人とかかわることができる仕事。いざ、自分自身に時間が必要になったときでも、今までどおり収入が確保できる仕組みが作られているものであれば、今、どれだけ努力をしても、そんな先行きの見える仕事であれば楽しいに決まっている。

まるでゲルソン病院のようである。

自分が治るとわかっているから毎日楽しく過ごせ、入院中、少々辛くても頑張れるのである。若い人もご年配の人も同じ「治す」という目的があるから、今までの職業や性別、年齢など、その空間では関係なしに励ましあえるのである。

仕事も同じである。今までの仕事なら、基本的に社長は一人、部長は数人、課長は……と人数がある程度決まっているから、ひそかに戦いもあるだろう。しかし同じ目的で人数制限なくお互い豊かになれるチャンスがあれば、それぞれの向上心はさらにアップしていく。しかも年齢を超えて交われる空間ができるのである。

仕事の内容の選び方

将来の自分の生活環境をよくするために、今の収入の取り方を変える必要がある人は、世の中を逆さまに見るといい。たとえば、どんなものが「流行る」のかを考えると同時に、どんなものが「流行らない」のかをいっしょに考えるのだ。

「不況」に惑わされない安定した仕事を探すなら、不況になったときに人がどんなことから控えていくのかを考える。

私なら贅沢品を買うことからやめる。なぜなら、なくても生きていけるからである。旅行などに行く回数は当然、少なくなるだろう。さらに服はよほどでないかぎり今までのものを使う。食べ物にしても、外食を減らし、家族の昼食はお弁当。そして家族のお小遣いを減らす……。実際に今の世の中、それらに関わる職業は縮小されている。

その反対に、不況であってもやめられないことがある。不況になったからといって、お風呂に入らない、歯磨きをしない、家を掃除しない、洗濯をしないという人は少ないだろう。不況になればなおさら、家でまかなえることを増やしていく人が多くなるのだ。

したがって、パーソナルケア製品と呼ばれる毎日使う生活必需品を扱うことが、「不況」に惑わされない安定した仕事のひとつといえる。地味かもしれないが、結局は人々が毎日の生活必需品として止められないものを扱う仕事が一番、生き残れるのだ。

しかし、パーソナルケア製品を扱う企業は非常に多い。さらに選択すべきである。主力製品がいくつもあり、ほかではマネができないものを作れる会社。

どちらかというと「すごい」と言われるものでも、いつかは他社も作ることができるだろう。自社で研究し、自社で作れる会社を選ぶ必要はあるが、それだけでは生き残れる会社とはまだ言い切れない。

今の時代には、使って「健康を守れる」というキーワードが必要なのだ。

私は講演でこんな話をしたことがある。

料理の対決をするという架空の話で、題は「カレー」だったとする。Aのカレーは、全国から選りすぐりの素材を集めてきて、どこかの有名ホテルの料理長が作るカレーだ。Bのカレーは、「50円引き」などの値札に張り替えてある賞味期限の切れかけた素材で、しかも私が作るカレー……。

正直に「どっちが食べたい？」と聞くと、ほとんどの人はAのカレーを選ぶはずだ。理由は、そのとんでもない素材がどれだけ美味しいか、ぜひ食べてみたいと思うのだ。そう、素材の質、いわゆる味という効果性で人はまず、選ぶのである。

しかし、Aのカレーには、ある「有害なもの」が入っているという噂を聞いたら、自分や大切な家族に食べさせたいカレーとしてAのカレーを選ぶ人は一人もいなくなるだろう。不思議ではない。人は「効果性」より「安全」なものを選びたいと思うのである。

①安全性
②効果性
③安価

効果ももちろんではあるが、この順番は消費者にとって大切な基準ではないだろうか。パーソナルケア製品を選ぶにしても、この順番を考えて消費者のために作られているものがあれば、消耗品でもあるのでリピート率が高くなり、仕事としても継続し安定できる。

■図７　価格

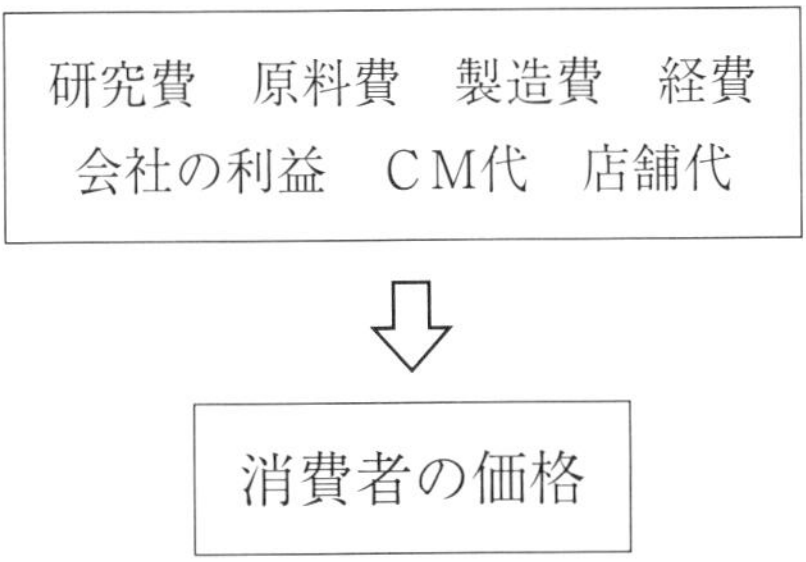

理由がわかれば消費者も「必要」と考える人が多くなるだろう。

この中で「安価」とあるが、当然、永く続く仕事として考えると、消費者が永く続けられる「価格」である必要があるのだ。

「安い」と書いていないのは安物という意味ではなく、優れた「効果性」が必要であるため、中身の価値から考えると安いという意味での「安価」なのである。

安全なパーソナルケア製品であれば、今、世界的に問題になっている環境にもプラスの影響がある。環境も本当の意味での改善をするためには、たくさんの人が安全なものを永く使い続けることが必要だ。そういった意味でも、これを仕事とするやりがいは大きいのである。

効果を感じられる製品を作るためには、研究と原料の「質」が問われていく。

その分の値段から逆算して消費者の購入価格が決まる

が、消費者の立場としてはいかにいいものを安く手に入れるために、CM代や店舗代などは本来、控えて欲しいところである（図7参照）。

自営として考えたとき、原料を集めて研究するというのは一般的に無理がある。

では、そういう会社に勤め、製造にかかわって仕事をするとなると、今まで80％の人が収入を得ている方法の「従業員」として働くことになる。いつ「リストラ」「減給」「ボーナスカット」になるか、健康を失ったら収入が途絶えるというリスクも付いてくるのだ。

どこか経営だけをやってくれる会社があったら助かる！

ただし企業が運営して成り立つには、最低限の「経費」と会社の「利益」が必要である。しかしCM代や店舗代はどうだろうか。これにかかわる費用をなくせば、製品にかける中身の価値をよりいいものに追求できる。

そうはいっても、企業はその製品を世の中に広げる手段もいる。CM代をなくして、その費用を、口コミで仕事にする人たちにあてててくれたら……。

CMをなくすとなったら、製品が勝手に一人歩きしてくれるような「口コミ」で広がる製品力と情報があれば、なお私たちは広げやすい。世の中が必要とする「安全、効果性、安価」であることが充分理解できるものであれば、最高である。

また、環境のことを考えれば、こういった製品の普及を早めるために、情報を提供したいと思う人たちが増えていく必要がある。

それぞれが関わる理由はひとつではなく、

①自分も周りも大切な家族の健康を守れる

②製品に魅力がある

③自分も周りも安定した収入の確保ができる

④自然環境を守る

という情報がすべて入っているなら、どの分野からでも、誰でもが必要とし、仕事としても気づく「入り口」になる可能性が高い。

使うだけの愛用者も、情報としては知らないより知っているほうが、健康も環境も守れることが多くなるので、今後の生活に役立つはずである。

こういう仕組みがあれば、効果性だけをうたっている消耗品よりは定着していくはずだ。そして消費者が買いやすい値段設定になっていると使い続ける人が多くなるので、結果的に安全なものを家庭排水から流すことで安全な環境にしていくことになるのである。

仕事をしている本人が消費者（客）でもあり、その輪を広げることで収入になり、その行為のもとで世の中をよくしていく。

こういう原理の仕事をこれからの時代、皆がいち早くかかわり必要とすべきであろう。

そしてこれらをすべて解消できる仕組みを持った仕事が、現在の学校教育の中にも入ってきている「ネットワーク・ビジネス」と呼ばれるものなのである。

「ネットワーク・ビジネス」はこの何十年の間に大きく変化を起こし、私たちのマイナスの常識を覆してしまう存在として世の中の活性に役立っているのである。

最近は、様々な経済や情報提供している本に、この「ネットワーク・ビジネス」に早く出会うよう薦めている内容が多くなった。

しかしネットワーク・ビジネスであっても、多種多様である。「製品力、報酬プラン、会社の理念」のこの3つが優れていて、世の中に貢献できるものでなければ、同じネットワーク・ビジネスであっても存続するのはむずかしいのである。

なかでも会社の利益を一番に追求している報酬プランのネットワーク・ビジネスは、個人的に製品在庫を抱えて売り上げを上げていくものになりやすい。それらは普通、「ノルマ」というものがつきもので、ノルマが達成できないと降格（ペナルティ）になるため、製品がよくてかかわったはずが、いつの間にかノルマを達成させることが目標になってしまい、人間関係まで壊してしまうこともある。しかも、ノルマを達成できなかった月のリスクを背負うより、販売したことにして自費で在庫を抱えてしまう人もいるようだ。

いかに在庫を抱える必要がなく、ノルマがない、リスクのない報酬プランを提供している会社を選ぶのかが「コツ」である。

また、耐久消費財のように家庭の中で必要性があっても、一度購入をすれば何度も購入する必要がない製品を扱うと、仕事としては毎月、永遠に購入者を探すことになる。そうなると収入の「安定」はむずかしい。もちろん、自分に「もしも」のことがあったときの解決方法にもならないのである。

必要性のある製品を作り、製品の確保をし、売るのも会社。収入における計算もやってくれれば、言うことがない！

仕事にする人たちは、情報提供をし、必要な人に「買い方を教えてあげる」ことが仕事であるなら、在庫を抱えるリスクがなく理想的であるだろう。

消費者は必要なときに必要な量を、会社から直接自分で手に入れることができる仕組みであれば、仕事として情報提供した人が毎月売り上げを上げるために走り回る必要がない。この場合、消費者が会社に直接必要なものを注文することで、配達は宅急便が行うのだ。消費者が購入したいという理由がきちんとあるものなら、勝手にリピートするのである。

この仕組みを使った「ネットワーク・ビジネス」であれば、金銭的なトラブルも発生しない。そして多くの情報を提供した人と、そうでない人との収入の差は、均等な収入ではなく、平等な収入となる工夫をした報酬プランであることが必要だ。これなら先にかかわった人だけの特権もないので、いつでも自分の目的に応じて豊かになるチャンスが与えられるのである。

仕事にしない人がかかわっても購入したいと考えられる「使いたい理由のある製品」であれば、収入に関係なく被害者が出ず、「やりがい」があるというものだ（図8参照）。

私の周りの人生を変えた人たち

「藤井さん、ダイエット頑張って!!」と応援してくれた大阪の花崎勝代《はなざきかつよ》さんは、私がネットワーク・ビジネスに出会ってから知り合った親友である。

出会った当時の彼女は、妻として母として2人の育児に奮闘しながら、獣医師でもあり専門学校にも勤務していた。母親として、子どもたちのために本当の情報を知りたい、安全なものを使いたい、また、教育者の立場としてぜひいっしょに関わりたいという姿勢から、私と活動することになったのである。

こういったことを彼女が知る前は、1カ月のうち1週間は自宅で寝込んでいるなど、非常に体の弱い人であったらしいが、これも「体質」と思ってあきらめていたという。

■図8　リスクのないネットワーク・ビジネスの仕組み

会社の仕事

製品作り、製品の確保、
受発注の処理、販売、
ボーナス（給料）還元計算

仕事としてかかわる部分

情報提供、
買い方を伝える

消費者

必要なときに必要なものを
手に入れられる

配達

宅急便

少子化が進む中、たくさんの子どもを生み、育てたいと思っていた彼女。しかし、資金と体の方がついていかない。

それが「健康、収入、老後」の不安を解決したい人に情報提供することが彼女の仕事にプラスされてから、まさしく元気一杯、待望の3人目の子どもまで持ったのである。

子育てをしながら今までの仕事も続けて、その上でも充分にやっていける情報提供の仕事を、同じ思いの大切な人へ伝えたい一心でかかわってきたのだ。そしていつの間にか将来の豊かさを手に入れていたのである。


「すっごいねえ、変わったねえ！」と言ってくれたのは、私と出会う前、30年間もアトピーのためにステロイドを使い、挙句《あげく》の果てには生死までさまよい、あらゆる方法で手探りしながら健康を取り戻そうとしていた女性だ。それにかかった代償は数千万円におよぶという。

出会ってから家庭内で石油成分を使わない努力をされ、ビタミン、ミネラルの栄養補給でしっかり体の新陳代謝をおこした。

途中の経過は、痒み、痛み、皮膚が割れる、腫れ、膿《うみ》が出るなど大変ではあったが、「健康、収入、老後」の不安を一番に感じているだけに、周りの人たちにも情報提供することを決められた。なぜなら毎年、自らの命を断ち切る人が増えるその地域。仕事が本当にない地域なのだ。今やたくさんの人に生きる勇気と希望を与え、楽しい仲間に囲まれて元気に過ごしておられる。

「藤井さん！　別人みたいですね！」と笑顔で言ってくれたのは、20代ですでに整体師として活躍していた男性である。彼は「魔法の腕を持つ」といわれ、予約は後をたたない状態であった。やりがいは大きく収入も相当ではあったが、彼も方向を転換した。

そう、自分が豊かになるだけではなく、他人を豊かにしながら自分を成長させ、そして本当の豊かさを手に入れていく仕事が、どれほどの価値があるかということに気づいたからである。彼の情熱と誠実さは、たくさんの人たちの人生観を変えていき、その思いは、年齢を超えて素晴らしいチームワークになっていった。

一人の人間が勇気を出し、行動を起こすと、たくさんの人に情熱として伝わる。彼は今までと違った大きなやりがいを手にしたのである。

「藤井さん、痩せたねえ」と言ってくれた神奈川県の笠原美津子《かさはらみつこ》さん。整体師の先生をされながら、たくさんの人に本当の健康を与えるための情報提供をされている。

周りの家族から情報がさらに伝わることで、小柄な体からは想像できないくらいの使命感とエネルギーで、全国を楽しく回っておられる。

世の中に貢献されることが生きがいであるかのように、多くの人たちを救いたいという気持ちがたくさんの人の輪になっていく。核家族が増えた日本では、これだけの人の輪が地域を越えてつながることは難しい。しかしネットワーク・ビジネスでは可能なのである。


「藤井さん、すごい、すごい!!」と笑顔で喜んでくれる奈良県の岩垣敦子《いわがきあつこ》さん。彼女の特徴は「プラス思考」。いつも前向きな明るい主婦である。

毎日使う日用品だからこそ、家族のために安心して使っていきたいという思いが、最初のきっかけだった。そのうち情報提供するために自分自身がたくさんの情報を理解し、世の中に貢献できるならと行動を起こしたのである。周りの家の家庭排水から流れる有害物質をいち早く食い止めたい思いが強く、情報提供しているうちに同じ思いの人たちが集まってきたのである。

一人の人間が行動を起こすかどうか、世の中をその一つの行動により変えることができるのだ。学歴も何もいらない。ただ、情熱があれば誰でも参加できるのである。

「ひーちゃん（私の愛称）、目が大きくなったね。あっ、違う……顔が小さくなったから目が大きくなったように見えるんだ……」

これは父である。私が学生のころ一匹狼のように自分で事業を起こし、毎日、眠る時間を割いて仕事をし家族を守ってくれていた。体が病んでからも、いつ倒れるかわからない中で、仕事を休むことなく将来の不安を一人で抱え戦ってくれていたと思う。

年を重ねた父の今の楽しみは、人といつまでもかかわることができるこのネットワーク・ビジネスで、情報提供により共通の会話がいつもそこにある生活である。人との会話のつながりで明るく楽しそうな父が、今まで見せたこともないような笑顔になっている。目的がなくなった世代の人たちが生き生きと、生まれ変わったように生き方を変えていけるこの仕事の素晴らしさを、父をはじめとするこの世代の人たちを見ていると感じるのである。

ある男性は過去の「ネットワーク・ビジネス」のイメージが非常に悪かった。ご両親の使いたい理由とかかわりたい理由を聞かれても、ネットワーク・ビジネスというものに違和感があり、止める理由を探す役割として内容を見に来られたのだ。

今までの情報との違い。進化した安全なネットワーク・ビジネス。

かかわりたい理由は本人にもできた。

毎日、子どもの寝顔しか見られない父親だったのである。時間がなくてもできる仕事、仕事を辞めないでできる仕事。ぜひ、自分も人生の転換をしたいと思われたのである。

一人暮らしで元気であった80代の母親の突然の事故による記憶障害が発覚したとき、「身内が一斉にいなくなった」と嘆いていたある女性は、すでに私たちとネットワーク・ビジネスでかかわっていた。

「もし、この仕事を選択していなければ、自分も大切な母親を最後まで見てあげることはできなかった」と言う。

核家族が増え、夫婦共働きが普通になっている今、自分のことができない人を預かるとなれば、死活問題となるのだ。自分の健康と、あり続ける収入、そして時間のゆとりがあったからこそ、母親の介護を最後までまっとうできたという。

ある年配の男性は、「収入には興味がない」と言っていた。それもそのはずで、聞くところによると、この時代に珍しく、中小企業に個人で毎月3件も援助しているという。

しかし、きちんと内容を聞かれたあとに言われたのは、「ネットワーク・ビジネスというのは、自分が豊かになるために、周りに迷惑をかけ被害者を増やしてしまう仕事と誤解していた」ということだった。

そして本人いわく「援助というのは『与える』行為だ。もしも自分に何かあったり、この不況で身内の誰かもっと大切な人が援助を求めてきたら、今まで援助してきたところに同じようにはできなくなる。援助をしなくてもこれから先、自立できるように協力してあげることのほうが価値がある。その手段を提案できるのがネットワーク・ビジネスだとすれば、私はお金はいらないが参加したい。伝えた人が豊かになれば、自分に少し収入がはいる。たくさんの人を豊かにすればたくさんの収入になる。そういう収入ならぜひ、私も得てみたい」と言われた。

援助を受けている人は、当然「感謝」をしていると思う。しかし、よほどの打開策がないかぎり、もし急にその援助がなくなったらと不安ではないだろうか。「健康、収入、老後」の不安を本人が解決したいかどうかが大切で、目的が決まればいっしょによくなるための知恵を絞り、いっしょに努力をして豊かになれる可能性があるのだ。その提案ができるのが「ネットワーク・ビジネス」なのだ。

与えることがすべての解決になるわけではない。本当の愛情があれば「慈悲《じひ》」でかかわってあげることが大切ではないかと思う。

娘が歩きはじめのとき、私は危なっかしいと思いながらでも一人で歩かせてみた。本人の歩きたいという思いを止めないで経験させてみる。危ないからといって歩かせないと歩けなくなってしまうだろう。周りに大きな石がないか確認して、後ろから触れはしないが、何かあったらすぐに支えてあげられる距離に自分がいる。子どもはその安心感で、どんどん上手に歩くようになるのだ。

娘が自転車に初めて乗れたときのこと。それまで何度も練習をしようとしたが、「お母さんは絶対、手を放すでしょ！」と、「できない、怖い」という思いが勝っていたうえ、この件に関して私には信用がなかった……。しかし、信頼できる人が後ろで自転車を持ってくれたとたん、安心したのか、あっという間に乗れるようになった。

心のどこかに「できない、怖い」という気持ちがあると、人間は前に進めない。本人の「自転車に乗りたい」と思う気持ちが一番大切ではあるが、安心できる環境があれば、人間はそれ以上に成長でき、自立できるのだと思う。

「信頼関係、目的、目標、向上心、自立」この空間をいっしょに体験し、成長をさせてもらえる可能性を持っているのが「ネットワーク・ビジネス」である。

人間は与えてもらうだけの環境では成長できない。「慈悲」により成長をしていくものである。仕事も「慈悲」であるべきと思う。

「慈悲」の大切さと、たくさんの人が自立できる空間を与えてあげられるネットワーク・ビジネスに非常に多くの人が感銘され、参加されている。

私は今までたくさんの人と出会った。そしてたくさんの勉強をさせていただいた。

その中で、私も自分との戦いもあった。

新しいことを始めるときは、必ず止める何かが起こる！

「お母さん、もう行かないで……」

娘は3歳。仕事に出かける私を追って泣いている。

生活するために毎日、毎月の時間を会社に提供することで収入を得ていた頃の私は、いつになったら娘とゆっくり時間をとって話をすることができるのかを真剣に考えていた。

時間を作ると収入が減る。収入を考えると時間がない。このままでは、いつまでたっても状況を変えることはできない。今、どれだけ大変であっても、将来の自分の状況を変えたいなら早く決断をしたほうがよいと考えた。

私は娘が小学校に入るまでに……と目標を決め、時間とお金の使い方を「将来の豊さに変わるもの」に優先順位としておくことにしたのである。

私は今までの仕事もしながら勉強し、子育てをし、情報提供をしていった。

「お母さん、もうゆっくりしたらいいんじゃないの」

娘と2人でお風呂に入っていたとき、彼女は言った。

「菜々子が小さいときに辛抱した想いをたくさんの人が今、乗り越えようとしているの。どうしたらいいと思う?」と聞くと、

「お母さん、私は大丈夫! 皆が早くよくなるように手伝ってあげて!」

泣きじゃくりながらそう言ってくれたのは、彼女がまだ小学校2年生のときだった。

小学校高学年のときには、「大人になったらお母さんのようになりたい!」と言う娘。本当に嬉しい言葉だった。大きくなった娘とは今、一番信頼関係のある親友だ。

共にする時間の長さで信頼関係が生まれるわけではない。短い時間の中でどういうかかわりをするかだと思う。

親として、子どもに何かにつけて「頑張れ、頑張れ」とエールを送りたくなる。しかし、自分はどうだろうか。何をするにしても、すぐにあきらめてしまっていないだろうか。子どもは親の背中を見て育つという。「頑張れ」という言葉のエールではなく、「頑張りた

い」という気持ちに子どもが自らなってくれることが、親として最大の贈り物だと思う。

人生のドラマを作っていくのは自分自身である。

その中で、自分との葛藤も難題もたしかに出てくる。しかしそれは、目的を持った人間にだけ与えられる「ありがたい山」だと思う。

なぜなら、どうやって乗り越えていくかの知恵を絞り、乗り越えられた人にアドバイスを貫い、行動を起こしていくことができる「チャンスを与えられている」からである。あきらめて止めてしまったら、そのままの今の自分に留まってしまうのだ。

「山」を一つ登れたら、また次の「山」が与えられる。そう、今までより少し大きな「山」である。また登れたら次の「山」が与えられ、次から次へと工夫をして人の力も借りて登っていきながら、目的地に近づくのだ。

初めは手探りでうまく登れないかもしれない。しかし自分が必ず登ることのできる「山」だけを与えられているのだ。


「いいときも悪いときもいっしょにいるのが本当の友だち！」

私の親友の尾上正訓《おのうえまさのり》さんが言う。彼の口癖は「絶対、できる！　絶対、方法があるはず」と言い、いつも最後まで「山」である困難にあきらめず立ち向かう人なのだ。

「山」を越えるたびに、その山は「必ず乗り越えることができる山」であったことをあとで気づかされる。まるでゲームを楽しむかのように。

そしてその「山」を越えるドラマの中に、たくさんの信頼できる本当の仲間ができていくことに気づき、人間として幸せを感じるのである。

私は、岡田健作氏に出会ったことで「山」を登りはじめたのだ。

そしてすでに「山」を登り、たしかな手ごたえを持っていた南詳憲《みなみよしのり》氏との出会いに本当に感謝している。南さんは以前、ネットワーク・ビジネスにかかわったことがあったらしい。しかし、思いとは別に多大なリスクを背負った経験があると言っていた。

その時点で二度とかかわらないと決めてしまう人もいるだろうが、南さんはその経験を生かし、なぜリスクが出たのかを考え、リスクとなる報酬プランか、そうでないものかを確認し「アンテナ」を張っていたそうだ。

不思議なことに、アンテナを自分が張っているとめぐり合えるものである。今までの生活環境に変化をもたらすことができるのは「ネットワーク・ビジネスしかない！」と思われ、家族からの反対を押し切って情報収集された結果、一番に反対していた奥さんであるのり子さんが今や一番の協力者となり、応援してくれる存在になったのだ。

自分の信念と揺るがない思いはすべての変化を起こす。南さんは夫婦で世界を自由奔放に行き来しながら人生を楽しまれている。私は南さんとの出会いにより、信念を持つこと と、情報量の差で生活の差が出ることを知ったのだ。

人は今まで見てきたもの、聞いてきたものが基準となり、それだけで解釈をしようとしてしまう。いわゆる「思い込み」となる場合が多いのである。同じ情報を聞いても「思い込み」があると解釈が変わり、人生の選択を間違って決定してしまう可能性があるのだ。「ネットワーク・ビジネス」でもマイナスの思考で見ると、本物がわからなくなってしまう。

自分を豊かにするならば、自分の周りに成功の考え方を持った人間を集めるか、成功の考え方を持っている人たちの輪の中に飛び込むしかないのである。

「考え方」ですべてが変わる！　将来が本当に変わるのである。

それは奇想天外な出会いであっても、自分の人生における変化を与えてくれたチャンスなのかも知れない。

人生はたった一度きりだ。何もしないでいる人生より、何かをしたことで納得のいく人生に私はしたいと思う。

■表12　栄養素とその含有率の高い食べ物

必須栄養素	食べ物
ビタミンB1（チアミン）	オートミール、ピーナッツ、玄米、ボンレスハム、たらこ、ビール酵母、無精製の穀物、ほとんどの野菜 ※加熱調理、カフェイン、アルコール、たばこで破壊される。水溶性
ビタミンB2（リボフラビン、ビタミンG）	豚肉、豚レバー、牛レバー、乳製品、卵、牛乳、チーズ、納豆、どじょう、ビール、アーモンド、小麦胚芽、緑色葉野菜、脱脂粉乳、酵母 ※紫外線、アルカリに弱い。水溶性
ビタミンB3（ナイアシン）	マグロ、たらこ、かつお、ムロアジ、魚、きのこ、レバー、赤身肉、鶏肉、凍り豆腐、ビール酵母、ピーナッツ、無精製小麦、プルーン、卵 ※アルコールを大量に飲むと欠乏する。水溶性
ビタミンB5（パントテン酸カルシウム）	レバー、マッシュルーム、鶏もも肉、ニジマス、子持ちカレイ、小麦胚芽、たらこ、納豆、酵母、無精製の穀物、ビール酵母、緑色葉野菜、ナッツ、肉類、胚芽、豆類 ※熱、カフェインに弱い。水溶性
ビタミンB6（ピリドキシン）	魚、ミナミマグロ、ビンナガ、牛肉、レバー、鶏肉、牛乳、卵、キャベツ、唐辛子、大豆、にんにく、小麦胚芽、ビール酵母、ひまわりの種、バナナ、ピスタチオ、干しぶどう ※水溶性

ビタミンB12（コバラミン）	レバー、牡蠣、牛肉、豚肉、しじみ、牛乳、卵、チーズ、あまのり、赤貝、すじこ、カタクチイワシ、クロレラ ※水溶性
ビタミンB15（パンガム酸、パンガミン酸）	ゴマ、パンプキンシード、穀物の皮、ビール酵母、玄米、無精製の穀物 ※日光に弱い。水溶性
ビタミンB17（レートリル）	あんず、チェリー、りんご
ビタミンA	魚の肝油、乳製品、バター、レバー、唐辛子、パセリ、にんじん、卵黄、焼き海苔、うなぎ、緑黄色野菜
ビタミンC	グァバ、キウイ、いちご、ニガウリ、柑橘類、カリフラワー、芽キャベツ、トマト、ブロッコリー、赤ピーマン、レモン、パセリ、ジャガイモ、さつまいも、緑黄色野菜 ※加熱、たばこに弱い。水溶性
ビタミンD	マグロのトロ、魚類の肝臓、魚の肝油、しらす干し、ブリ、にしん、サケ、シロ鮭、すじこ、いわし、かつお、レバー、卵黄、牛乳、乳製品、バター、骨粉、白きくらげ
ビタミンE（トコフェロール）	バター、マーガリン、ヒマワリ油、たらこ、つけ缶詰（フレークホワイト）、卵黄、マグロ油、しじみ、うなぎ、大豆、マヨネーズ、ピーナッツ、アーモンド、くるみ、ナッツ、レタス、抹茶、玄米、小麦胚芽、濃い緑色葉野菜 ※熱、氷点下の温度に弱い

必須栄養素	食べ物
ビタミンH（ビオチン、補酵素R）	レバー（特に鶏）、牛レバー、くるみ、大豆、ピーナッツ、卵黄、ビール酵母、バナナ、マッシュルーム、きなこ ※生卵の白身を大量に食べると体に吸収されにくくなる。水溶性
ビタミンK（メナジオン）	動物の肝臓、肉類、卵黄、ヨーグルト、乳製品、紅花油、大豆油、納豆、海藻、春菊、アルファルファ、緑色葉野菜、クレソン
コリン	牛レバー、豚レバー、ナッツ、卵黄、えんどう豆、酵母、ビール酵母、緑黄色野菜、大豆、レシチン、マメ科の野菜、小麦（または米）胚芽 ※アルコールに弱い。水溶性
ルチン	そば
リノール酸	植物油、大豆油、コーン油、ゴマ油、ピーナッツ、小麦胚芽、くるみ、大豆
葉酸（ホオラシン、ビタミンM）	卵、レバー、ほうれん草、にんじん、かぼちゃ、アスパラガス、モロヘイヤ、枝豆、菜の花、春菊、とうもろこし、あんず、アボガド、いちご、柑橘類、無精製の小麦、酵母、緑黄色野菜 ※水溶性
ヨード（ヨウ素）	コンブ、わかめ、焼き海苔、いわし、寒天、かつお

セレン（セレニウム）	卵、レバー、魚介類、うなぎ、かに、たらこ、いわし、ホタテ、小麦胚芽、にしん、ツナ、毛がに、ビール酵母、かつお、カレイ、キャベツ、ブロッコリー、たまねぎ、トマト、にんにく、こうじ、米ぬか、フスマ ※過剰摂取に注意
鉄	赤身肉、レバー、卵、魚、貝、海草、緑葉野菜、きくらげ、大豆、ひじき、菜の花、がんもどき
亜鉛	牛肉、レバー、牛乳、卵、魚、煮干、にしん、貝類、牡蠣、マッシュルーム、ナッツ、種子、えんどう豆、野菜、にんじん、たまねぎ、ココア、ゴマ、メープルシロップ、ビール酵母、小麦胚芽、全粒穀物
マンガン	干しえび、しじみ、青海苔、エゴマ、のり、きくらげ、しょうが、ナッツ、豆類、アーモンド、全粒穀物、玄米、えんどう豆、葉野菜、キウイ、お茶、コーヒー
クロム（クロミウム）	レバー、ビーフ、あなご、コショウ、マッシュルーム、ホタテ、ひじき、ビール酵母、ビール、全粒粉パン、玄米、ナッツ、ビート
銅	レバー、海老、くるみ、ほたるいか、マッシュルーム、インゲン、きなこ、ナッツ、グリーンピース、小麦胚芽、玄米、カリフラワー、かに、フスマ、種子、ピーナッツ、大豆、ゼラチン、チョコレート、お茶、糖蜜、酵母、コーヒー
マグネシウム	牛乳、煮干、緑の野菜、海草、豆類、ひじき、にがり、ナッツ、全粒穀物、きな粉、ゴマ、あら塩、黒砂糖 ※ストレスにより尿から排泄される

必須栄養素	食べ物
カルシウム	牛乳、乳製品、チーズ、ヨーグルト、小魚、いわし、干しえび、骨粉、ひじき、煮干、カリフラワー、ブロッコリー、ほうれん草、ナッツ、豆類、えんどう豆、糖蜜、硬水
硫《い》黄《おう》	肉類、魚、キャベツ、にんにく、アスパラガス、たまねぎ、エゾネギ、芽キャベツ、ナッツ、卵、豆類
リン	肉類、加工食品、卵黄、しらす干し、胚芽、ぬか、乳製品 **※過剰摂取に注意**
カリウム（ポタシウム）	コンブ、ひじき、海草、緑黄色野菜、野菜（果汁、野菜スープ）、アボガド、大豆、じゃがいも、ほうれん草、全粒穀物、バナナ、メロン、ナッツ、果物 **※水溶性**
ナトリウム（ソディウム）	食卓塩、干し魚、ハム、加工チーズ、バター、ベーコン、ソーセージ、ナッツ **※過剰摂取に注意（食塩は1日10g以下）**
モリブデン	レバー、乳製品、穀類、緑色野菜、豆類
ホウ素（ボロン）	果物、野菜
リジン	大豆、穀物、植物性タンパク質、動物性タンパク質 **※体内で全く合成されない**

メチオニン	卵 ※体内で全く合成されない
ロイシン	牛肉、レバー、プロセスチーズ、牛乳 ※体内で全く合成されない
バリン	豆腐、ゆば、カツオ節、脱脂粉乳、大豆 ※体内で全く合成されない
イソロイシン	子牛肉、鶏肉、牛乳 ※体内で全く合成されない
トリプトファン	チーズ、小麦胚芽、たらこ、かつお、しらす干し、大豆、ゴマ ※体内で合成されない

あとがき　ダイエットも人生も、チャンスで決まる！

私の住んでいる街には、大阪の中でも美味しい店がたくさんある。

お気に入りのお寿司屋さんでのこと。ダイエットしてから久しぶりに行き、私の大好きな茶碗蒸しをおかわりしようとした。以前と違って、ちょっと恥ずかしいかな……と思ったら、

「大丈夫ですよ。ありがたいことです。うちの店で茶碗蒸しを3杯おかわりする人もいますから」

それって、以前の私……。3杯は失礼な！　4杯である！

「失礼ですが、どこを触られました？」

「……？？」

「いや……言いにくいかもしれませんが、今までダイエットをしたといっても実際は

こっそり整形している人がほとんどなので、一応、本当のことを聞かせていただこうと思いまして……」

初めて出版社の編集者と打ち合わせをさせていただいた席での第一声である。あまりにもビフォー、アフターの差が大きいと感じられたのか……。

そう、私は正真正銘のそのままの、しかもこの本の通りでのダイエットだけである。

ただ、残念ながらこの不況が続く中、今まで『本気！』を出版してくださっていた会社が突然、倒産した。何が起こるかわからない時代だ。

路頭に迷っていた時、私の親友である福岡の森熊太郎氏からの紹介で、この度の海鳥社西俊明代表とのご縁をいただいたのである。改訂版として本書を出版していただけると、快く引き受けてくださったのも奇跡と言わざるを得ない。本当にありがたいことである。

すべてが出会いで変えることができる。本当にたくさんの人の力をお借りできたことで、今の私がいることに感謝しきれないぐらいである。

栄養の知識などは岡田《おかだ》健作《けんさく》さん、体に対する知識は元看護師長の行正《ゆきまさ》賀寿美《かすみ》さんや花崎《はなざき》勝代《かつよ》さん。情報提供は戸山《とやま》康夫《やすお》さん、悦子《えつこ》さんからいただくこともある。そして、しいていえば私の仕事を身近で手伝ってくれている森田《もりた》耕司《こうじ》さんが、私の変化を応援し、厳しく優しく「食べ物」を取り上げてくれるのだ!!

そのほか「僕も痩せたよ」と橋本正裕《はしもとまさひろ》氏。「そんなに痩せられるなら、皆に話してあげなくっちゃ」と川塚千鶴子《かわつかちづこ》さん。「いやあ、凄いわ」と竹下頼江《たけしたよりえ》さん。「藤井さん、誰かわからないわ」と、いつも影ながら応援してくれる岡田喜美子《おかだきみこ》さん。

また、心から支えて下さった尾上正訓《おのうえまさのり》さん、稲森一司《いなもりひとし》さん、利江《としえ》さんご夫妻、宮本節代《みやもとせつよ》さんご家族、書ききれないが、私には沢山の応援してくださった人がいたことが励みになったのである。

私でも「ダイエットができる！」と思えたのは、人生においていつも挑戦することを楽しむ人たちにめぐり合えていたことが、最大の成功の理由であったことに間違いはない。人生を楽しむ人々の「輪」に私が出会えたのは、私をそういう考え方と大きな器で育ててくれた父・小泉皓英《こいずみひろつね》と母・みつ子がいてくれたからこそだと心から感謝している。

藤井浩子

藤井浩子（ふじい・ひろこ）1965年，大阪府八尾市生まれ。箏曲の家元として生まれるが，事業を立ち上げるための情報収集のため大阪芸大から某消費者金融業界へ入り，支店長として企業の裏側を調べる。その後の出会いから，現在は「仕事の選び方を教える仕事」，現代の豊かさを取り戻すための考え方をテーマに講演活動中。
サプリメント認定管理士。

本《ほん》気《き》！

ダイエットも人生もこの考え方で成功出来る

改訂版

■

2011年5月15日発行

■

著　者　藤井浩子

発行者　西　俊明

発行所　有限会社海鳥社

〒810-0072　福岡市中央区長浜3丁目1番16号

電話092（771）0132　FAX092（771）2546

http://www.kaichosha-f.co.jp

印刷・製本　九州コンピュータ印刷

［定価は表紙カバーに表示］

ISBN978-4-87415-818-0